DIE ARTHROSE LÜGE

关节功能
28天复原方案

激活软骨自愈力 从根源逆转关节磨损与疼痛

〔德〕彼得拉·布拉赫特　〔德〕罗兰·利布舍尔－布拉赫特◎著

荣　玉◎译

U0240013

北京科学技术出版社

Original title: DIE ARTHROSE-LÜGE. Warum die meisten Menschen völlig umsonst leiden - und was Sie dagegen tun können. Mit dem sensationellen Selbsthilfe-Programm by Dr. med. Petra Bracht and Roland Liebscher-Bracht © 2017 Goldmann Verlag, in der Verlagsgruppe Random House GmbH

Simplified Chinese Translation Right © 2023 By Beijing Science and Technology Publishing Co., Ltd.

著作权合同登记号　图字：01-2020-7297

图书在版编目（CIP）数据

关节功能28天复原方案 / （德）彼得拉·布拉赫特，（德）罗兰·利布舍尔 – 布拉赫特著；荣玉译 . —北京：北京科学技术出版社，2023.6
　　ISBN 978-7-5714-2983-6

　　Ⅰ . ①关… 　Ⅱ . ①彼… ②罗… ③荣… 　Ⅲ . ①关节疾病 – 运动功能 – 康复训练 　Ⅳ . ① R684.09

　　中国国家版本馆 CIP 数据核字（2023）第070109号

策划编辑：刘晓欣	电　　话：0086-10-66135495（总编室）	
责任编辑：田　恬	0086-10-66113227（发行部）	
责任校对：贾　荣	网　　址：www.bkydw.cn	
图文制作：史维肖	印　　刷：北京宝隆世纪印刷有限公司	
责任印制：李　茗	开　　本：880 mm×1230 mm　1/32	
出 版 人：曾庆宇	字　　数：189千字	
出版发行：北京科学技术出版社	印　　张：8.25	
社　　址：北京西直门南大街16号	版　　次：2023年6月第1版	
邮政编码：100035	印　　次：2023年6月第1次印刷	
ISBN 978-7-5714-2983-6		
定　　价：79.00元		

谨以此书献给我们的儿子拉乌尔（Raoul）与尤利安（Julien），以及我的母亲鲁特·利布舍尔（Ruth Liebscher）。

我的母亲用亲身经历证明，即使是90岁高龄的老年人也可以通过正确的练习摆脱关节炎和关节疼痛的束缚，重新自如地行动。

20年前，她在一位医生的建议下安装了人工髋关节，虽然我当时对此表示反对，但最终并没有阻止她进行手术。这位医生当时还说，半年后，她的另一侧髋关节也要进行置换。

手术后，母亲开始进行 L&B 练习。打那之后，她的人工髋关节一直保持着良好的状态，另一侧的髋关节也没有进行人工髋关节置换术。现在，她的髋关节已经完全不疼了。

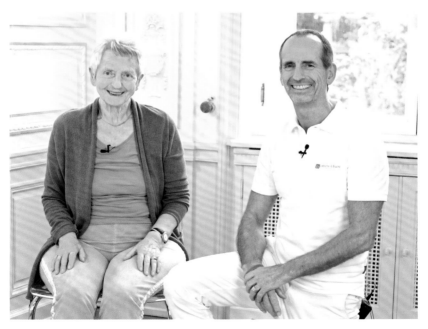

我和母亲鲁特·利布舍尔共同为"YouTube"的"疼痛专家"（Die Schmerzspezialisten）频道录制主题视频"90岁的健康身体"（90 Jahre und topfit）

我们将所有的成果都凝聚在了本书中，真心希望能为你提供一些帮助。但作者和出版社对你的任何因直接或间接地应用了本书的练习而导致的损伤不负责任。如果你怀疑自己的身体受到了损伤或是感到严重疼痛，请务必找物理治疗师或医生进行专业的诊断和治疗。

目　录

我们的任务是

帮助他人

帮助自己

我们的目标是

让所有人远离疼痛

过上健康的生活

即使年事已高

依旧行动自如

医学博士彼得拉·布拉赫特与罗兰·利布舍尔－布拉赫特

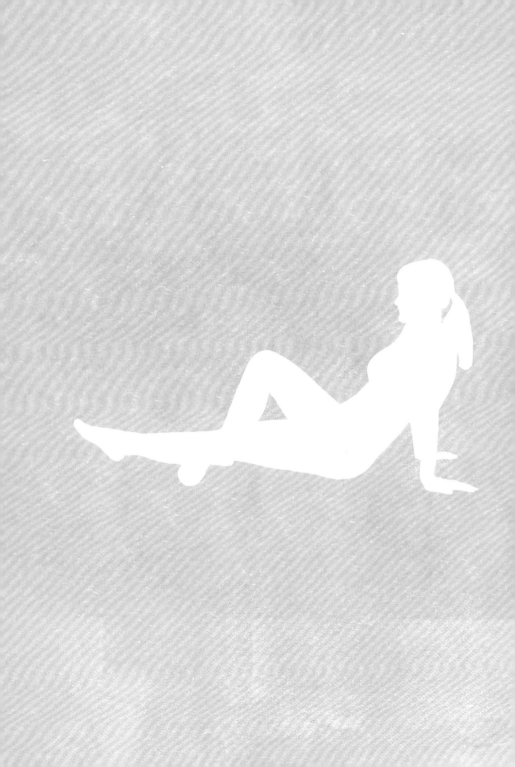

第一章　用自然的方式终结关节疼痛

本书基于一个侦探小说般扣人心弦的故事写就，故事围绕一位不满足于大学所学知识、一直在不断学习的女医生，以及一个喜欢追问一切、一生钟情于武术及亚洲运动学①的机械工程师展开。他们想要解决骨科医生和关节炎患者最关心的问题，即怎样才能在不进行手术的情况下，以自然的方式使患者摆脱关节疼痛、终止关节软骨磨损并促使软骨再生。

本书的开篇将为大家介绍理论背景，你将从中了解到我们创作本书的原因以及可以提供的帮助。读完此书，你将对关节炎和关节疼痛有一个全新的认识。

一、30多年的研究和发展

自1986年起，我们便开始对关节疼痛的相关问题进行研究，并致力研究出缓解或消除疼痛的治疗方法。从2007年开始，我们为医

---

① 亚洲运动学：指一门在亚洲发展、传播的运动科学，代表运动有太极拳、气功、棍术等。——译者注

生、整骨治疗师、民俗疗法治疗师①、物理治疗师和其他类型的治疗师提供了一系列有关新型疗法的培训。2009年，德国著名电视主持人京特·尧赫（Günter Jauch）邀请我们参加他主持的"星电视"（Stern-TV）栏目，在此之前，他非常了解我们的新型疗法对社会的意义。在那次直播节目中，我们成功治愈了一位受背痛困扰多年但求医无果的患者。《星电视》栏目组此前拍摄过另一位患者接受新型疗法治疗的过程，那位患者服用过药效最强的止痛药，还尝试过很多传统疗法（现代医学治疗、心理治疗、手动治疗等），但几乎仍动弹不得。在接受了我们的治疗后，该患者恢复了健康。节目播出后，大量患者找到曾在我们这里进行过培训的医生和治疗师要求接受治疗。此时我们才真正了解到，有那么多人正在遭受关节疼痛的折磨。

截至2017年9月，我们教授疼痛疗法已经整整10年了。在这10年间，有数千名医生、民俗疗法治疗师、物理治疗师、整骨治疗师及其他类型的治疗师参加了我们的培训。他们中的很多人后来都加入了我们分布在德国、奥地利以及瑞士的治疗师组织，这些人都非常愿意帮助患者快速且持久地摆脱关节疼痛，治愈关节炎。

传统疗法

当我们提到"传统医学""传统疗法"等词时，就是在指医生、整骨治疗师、民俗疗法治疗师、物理治疗师和其他类型的治疗师所用的疗法，它们与我们的疗法属于不同的体系。当然，某些与我们的想法相近并使用相似手段为患者进行治疗的医疗从业者不在上述医生或治疗师的行列中。另

---

① 民俗疗法治疗师：指没有医生或心理治疗师执照的医疗从业人员。德国法律将民俗疗法治疗师认定为一种起到替代和补充作用的保健职业从业者。——译者注

外一点，这些医生或治疗师所用的治疗方法几乎起不到什么正面的作用，只能无尽地增加患者的痛苦。

二、适合所有关节炎患者的治疗方法

虽然取得了一些成绩，但我们对该疗法的推广还处于起步阶段。很多医生或治疗师还无法理解这套疗法为何如此有效，一些人甚至对此不屑一顾。还有很多患者完全没有听说过我们的疗法，他们不知道，世界上有一种疗法能够代替手术和止痛药来治愈关节疼痛。

我们本想用"关节炎谎言"这样不寻常的书名来尽可能地引起关注。

我们出版此书，是想让更多饱受关节疼痛折磨的患者知道，对于关节炎和关节疼痛，还有比传统疗法更有效的疗法。我们希望读者明白，年纪大了不一定就会得关节炎，不一定就要忍受关节疼痛之苦并因此令行动受到限制。我们希望所有的关节炎患者都知道，疼痛在大多数情况下是可以被永久消除的。当然，你可以选择服用止痛药或者接受手术（如装上人工关节），也可以选择我们提供的疗法。虽然我们提供的方法因为需要进行训练而需要你付出相当多的时间和精力，但它能让你摆脱关节炎的折磨，重获行动的自由。

希望我们提供的方法能让你一生行动自如、远离关节疼痛。

请你根据书中的提示，对患有关节炎的部位进行治疗。请遵循我们的饮食建议，从而长久地抑制疼痛、更快地促进软骨再生。

三、本书的最佳使用方式

接下来，我们将介绍如何使用本书。本书对关节炎和关节疼痛的成因及应对方法进行了介绍。了解理论知识并不是必需的，因此你可以跳过相关章节，直接进入"适用于所有类型关节炎的 L&B 练习与筋膜滚动按摩"一章进行学习。

当然，如果你想先了解一下所患疾病的成因以及相关饮食建议，那么还是应该先看一下相关内容。或者你想做某种练习但不确定这样做是否会对关节造成损伤，也应先了解相关理论知识。学习理论知识、明白练习的原理及其重要性将有助于你正确地进行练习，并为你的练习提供动力。你也可以有选择地进行阅读，比如先从练习部分开始，读到不明白的地方再回到前面查阅相关的理论知识。

写给患者、医生和治疗师的话

本书内容通俗易懂，无论是致力于关节炎及关节疼痛治疗研究的专业人士，还是对医学和康复治疗学了解较少的普通人，都可以阅读本书。我们希望医生和治疗师重视本书所描述的事实。虽然我们在语言上对复杂的理论进行了简化，但你依然可以找到藏在其后的生物力学或者生理学原理。

适应新的现实需要时间

经验告诉我们，初次阅读本书时，你可能无法完全理解我们讲述的内容。对非专业人士来说，这是一个全新的主题；而对专业人士来说，书中所讲的知识可能与你之前了解的近几十年的医学研究成果或工作中的见闻相矛盾。

阅读前，请将以前所学的知识"打包"，但也别忘记之前积累的知识和观点，然后，在阅读本书的过程中将它们暂时"存放在一边"。

如果你在阅读后依然不理解本书的内容，那就说明现在可能不是你阅读本书的最佳时机，或者本书的内容不适合你。这时，请你忘掉"已经读过的内容"，将之前暂时被"存放在一边"的知识和观点重新拿出来，然后按照之前的或者你认为合适的方式继续阅读。此时，你会再次读到很多之前"已经读过的内容"，但是这一次你应该会对这些内容有更好的理解。因此，请你妥善保管好本书，以便随时翻阅。

如果你是专业人士，那么你可以学习用全新的方式处理关节疼痛问题；如果你是关节疼痛的非专业人士，那么你可以立刻开始按照我们的建议，通过练习使疾病得到治愈。

> 请一步一步来，给自己留出足够的时间，理解并运用新知识。

我们将为你推荐最健康的生活方式

我们将所有的成果都汇聚在了本书中，真心希望它能为你提供一些帮助。本书的所有内容和建议都经受过实践的反复验证，但难免有不足之处。如果你在阅读本书时发现了错误，请务必联系我们，我们将在本书再版之前进行修正。

在此，我们预祝你获得一次愉快的阅读体验，同时快乐地进行练习并顺利地落实饮食计划。衷心希望你长久地摆脱关节疼痛，远离关节炎，过上行动自如且健康的生活！

第二章　与关节炎有关的谎言与真相

目前，全世界有无数人正承受着关节炎和关节疼痛带来的痛苦。在此，我们要告诉你一个好消息：关节炎和关节疼痛问题已经被我们攻克了。你或许会问，为什么偏偏是我们做到了？这是因为我们对此进行了30多年的研究。本书对从我们的研究结果衍生出来的理念与方法进行了非常详细的讲解，以便你用最短的时间摆脱关节炎或关节疼痛的折磨。如果你没有关节炎或关节疼痛问题，那说明你可能还比较年轻，而且在健康方面比较注意。在这种情况下，你可以通过本书学习如何预防过早患上关节炎或出现关节疼痛。

在本章中，我们将对目前与关节炎和关节疼痛相关的主流观点进行介绍，并为你全面介绍关节炎和关节疼痛对身体的影响。我们还会介绍传统医学为解决该问题都做出了哪些尝试。通过本章的学习，你将明白大多数人对关节炎和关节疼痛的认识其实都是错误的。

一、与关节疼痛有关的错误认识

关节炎是由关节软骨磨损导致的疾病。但是，究竟是什么在折磨患者呢？是软骨磨损还是他们感受到的疼痛？

很多人认为，关节疼痛是由关节炎导致的。持有这种观点的不仅有患者，还有很多医生、物理治疗师、民俗疗法治疗师、整骨治疗师及其他类型的治疗师。然而，这种观点是错误的。由于"错误"这个词远不足以令人警醒，大概只能让人耸耸肩罢了，因此我们决定使用语言色彩更为负面的"谎言"一词，向这种普遍的错误认知发出挑战。

> 当下主流医学界对关于关节炎和关节疼痛的认知是一种存在了上百年的错误认知。

谁是说谎的人？

现在我们要搞清楚是谁在说谎，毕竟每个谎言的背后都有一个故意散播谎言的人。我们正在讨论的问题背后就存在着许多说谎者，是他们让数百万甚至数亿人相信关节炎会造成疼痛。然而，大多数说谎者并非有意为之，因为他们并不知道自己传播的内容其实是错误的。

为什么这样的谎言会广泛传播呢？一个重要的原因是，人们不愿走出舒适区来对那些长期以来被认定为"事实"的事情提出质疑，即便有许多线索表明，真相很可能是另一回事。然后，这些"谎言"被写进教材中，已接受相关培训的人将这些知识内化，并以此为依据开展了许多年的工作。至此，除非对自己产生了怀疑，否则他们不会认为"关节炎会造成疼痛"这种观点是有问题的。于是，接收到这种观点的患者便理所当然地认为关节炎是关节疼痛的罪魁祸首。即使是那些还没有患关节炎或出现关节疼痛的人，也很早就从长辈那里接触到了这样的观点。然而，历史不断证明，今天被认为是正确的事情在明天可能被证明为谬误。

传统医学对关节炎的解释看似合理

传统医学对关节炎的解释看起来非常合理：人在年轻的时候，关节一切正常，关节软骨健康、结构完整。随着关节使用增多，软骨开始老化、磨损加剧。这个过程持续得越久，患者承受的疼痛就越重。为了减轻疼痛，患者需要服用各种止痛药。由于人们认为关节软骨无法再生且磨损过程无法终止，因此不得不选择在关节面最终开始相互摩擦时接受人工关节置换术。目前，市面上有很多质量很好的高科技人工关节，患者只要装上这样的人工关节就能重新过上和以前一样的生活，甚至能获得更高的生活品质，毕竟人工关节是由像金属或陶瓷这样不会磨损的材料制成的。

上述解释看起来很合理，每个人的情况虽然不尽相同，但是人类最终都会有同样的命运——年龄越大，患上关节炎和关节疼痛的概率就越大，而现实也在不断印证这一点。

但是，为什么一些人明明有关节软骨磨损的问题，却可以毫无疼痛地过完一生呢？而另一些人，即使没有关节软骨磨损的问题，却饱受关节疼痛的折磨？迄今为止，这还是传统医学无法解开的谜团，而我们在过去30多年的工作中找到了答案。

二、真实情况与很多人所认为的完全不同

我们认为，传统医学对关节炎的解释和治疗是错误的。而且实

事求是地讲，它们确实是错误的。这是我们在历经了30多年的研究并用新型疗法治愈了数千名患者后得出的结论，而且这样的结论每天都能在我们对患者的治疗过程中得到印证。

我们认为，有疗效的方法就是好方法。"有疗效"意味着什么？很简单，就是能够消除疼痛，阻止关节炎继续发展。在某些案例中，我们甚至能使患者的关节软骨再生并长期保持健康状态。

为了患者的健康，我们在本书中会针对传统医学所笃信的错误事实提出质疑，我们会结合各种论据来反驳"关节炎会导致关节疼痛且这种疾病是不可治愈的"这一观点，并用经过实践检验的最新研究成果取而代之。

在对关节炎及关节疼痛的形成机制进行详细介绍前，我们来了解一些与关节炎相关的数据。

三、与关节炎相关的数据

关节炎是世界范围内在成年人中患病率最高的关节疾病。罗伯·科霍研究中心的研究人员在2008~2011年间进行了一项关于德国成年人健康状况的研究。研究结果显示，在18~79岁的德国人中，有20.3%的人曾被诊断为关节炎。其中，男性的患病率为18.1%，女性的患病率为22.3%。据研究人员估计，德国的关节炎患者数量高达3500万，但很多人由于没有出现关节疼痛或者疼痛非常轻微而没有注意到自己的病情。

研究还指出，无论男性还是女性，患关节炎的概率都会随着年龄的增长而增大。其中，18~29岁女性的关节炎患病率为1.6%，

70~79岁女性的患病率为49.9%。而相应年龄段的男性的患病率分别为1.8%和33.3%。

2004年，德国境内用于关节炎治疗的费用高达67亿欧元。在这些关节炎患者中，45岁以上的占96%，其中2/3的患者在65岁以上。

在人体的各个关节中，最容易出问题的是膝关节，其次是髋关节。然而，实施人工关节置换术的情况则相反：2003~2009年，德国共有138万人接受了髋关节置换术，而接受膝关节置换术的人数则为101万人。德国的人工关节使用率位居世界首位。英国著名医学期刊《柳叶刀》甚至将人工关节置换术称为"世纪手术"。

患髋关节炎或膝关节炎是很多人频繁出入康复机构的原因。德国威斯巴登统计局的数据显示，2011年，全德约有21.6万名患者因这两种疾病在康复机构接受治疗，而这些患者只占患这两种疾病总人数的13%。另外，髋关节炎或膝关节炎患者的平均年龄为68岁。

关节炎会发生在哪些部位？

无论是掌指关节、桡腕关节、肘关节、肩关节、肋椎关节、骶髂关节、髋关节、膝关节、踝关节还是跖趾关节，几乎所有的关节都可能发炎。如果身体多处关节同时发炎，我们则称这种疾病为多发性关节炎。罗伯·科霍研究中心的研究显示，膝关节炎患者占所有关节炎患者的一半以上，而髋关节炎患者相对较少，但也约占总患者的1/4。在掌指关节炎患者中，女性（患病率为36.6%）明显多于男性（患病率为15.7%）。此外，有半数患者两处或两处以上关节同时存在炎症。

关节炎可分为原发性骨关节炎和继发性骨关节炎。原发性骨关节炎患者的关节软骨被认为有生理缺陷，而继发性骨关节炎则是由机械压迫、关节错位、基因因素、炎症或者代谢紊乱引起的。年龄增长、肥胖、缺乏运动是关节炎的主要病因。

四、传统医学为减轻关节炎患者的痛苦所做的尝试

由于传统医学认为关节炎无法被治愈，因此，其治疗重在缓解患者的疼痛和阻止关节变形。

根据疼痛程度，患者会服用常规止痛药（如对乙酰氨基酚）、兼具抗炎止痛作用的非甾体抗炎药（如布洛芬）或阿片类止痛药（如可待因和吗啡）。

为了保护关节软骨，医生会将透明质酸注射到患者的关节腔中。除此之外，医生可能还会利用关节镜技术将受损的关节软骨磨平，或者进行软骨移植手术。为了减缓关节软骨的磨损，患者一般需要口服氨基葡萄糖和透明质酸。在多模式治疗中，医生通常会采用针刺结合经皮神经电刺激疗法、运动疗法和行为疗法等对患者进行治疗。

德国医学会药物委员会称，临床研究已经证实，止痛药治标而不治本。发表于2017年的一篇荟萃分析报告指出，许多止痛药的效果并不比安慰剂好，甚至有部分实验的结果显示，安慰剂效果更佳。

如果上述治疗方法无效，那么传统医学就会引导患者进行人工关节置换术，对膝关节炎患者和髋关节炎患者尤为如此。截至2018年底，德国已有300多万人安装了人工关节。人工膝关节的年使用量已达15万个，其中有6.5%的患者在第一次手术后的两年内需要再次

进行手术以更换人工膝关节。人工髋关节的年使用量约为20万个，人工肩关节的年使用量约为1.2万个。

令人感到无奈的结论

看完以上数据以及传统医学的治疗方法，大家可能会认为关节炎和关节疼痛是无法避免的，而且病情会随着年龄的增长越来越重。如果运气好，我们只需要服用止痛药就可以缓解病痛；如果运气比较差，那就不得不装上一个人工关节了。

不过，我们之前已经说过，这种想法是错误的。

传统医学对关节炎发病机制的解释及采取的治疗手段有很多荒谬之处，具体内容我们将在下一章进行介绍。

事实证明，传统治疗方法不能解决关节炎和关节疼痛问题。

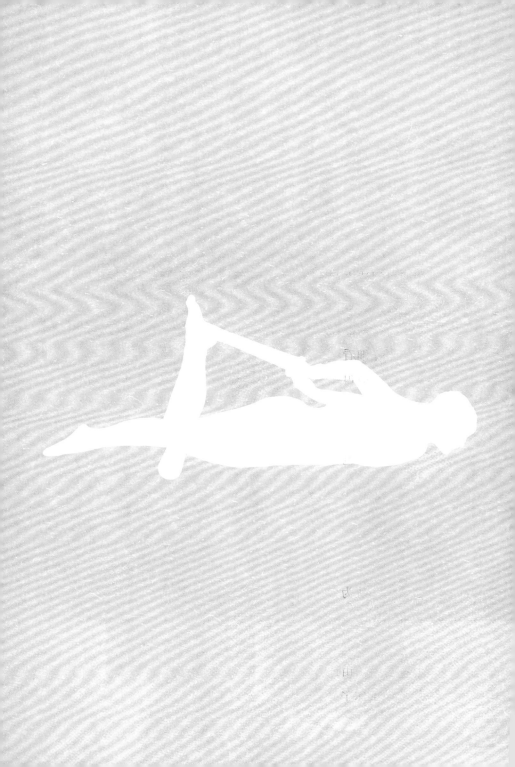

第三章 传统医学解释的荒谬之处

希望通过阅读本章的内容，你能够更具批判性地看待传统医学中与关节炎和关节疼痛有关的"事实"。这样，即便你不是医生或者治疗师，你也可以质疑在大多数人看来理所当然的事情。

让我们来仔细看看，在处理关节炎和关节疼痛的问题上，传统医学忽略了哪些值得注意的地方，或者说医生在缺乏批判性思维的情况下提出了哪些观点。这样做的好处是，经过一番思考，你作为非专业人员对这一问题的理解最终能够超过专业人员。就像半路出家的罗兰一样，你也可以更加客观地去认识这一问题了。祝你阅读愉快！

一、关节使用和关节磨损之间的关系

大多数人都认为人患上关节炎是迟早的事，甚至连临床医生和治疗师也这么想，毕竟每个人都能举出父母或祖父母患上关节炎的例子。众所周知，车轮轴承只有几千公里的寿命，总有坏掉的时候，坏了就必须更换。由此可见，长辈们患上关节炎是再正常不过的事了。汽车的轴承坏了之后，人们会将其开进修理厂，让维修师傅为其更换新轴承。换了新轴承后，汽车便又能在马路上飞驰了。

人到中年就得换关节吗？

很多患者想像修车一样，用新关节换掉自己旧的、磨损了的关节。他们认为，自己将要装上的是一个类似于原装的，甚至可能比原装的质量更好的关节，因为新关节是由昂贵且耐用的金属或陶瓷制成的。一些患者甚至迫不及待地想要摆脱自己身上已经磨损的关节，换上新关节。持有这种想法的人大多认同同一理论，那就是一定要在60岁前换上新关节，否则关节疼痛会越来越严重。人工关节在过去没有存在的必要，因为那时的人寿命普遍比较短，很少有人患退行性骨关节病这样的疾病。

无生命物质和活细胞之间的区别

请你思考一下，将人体和汽车相比是否合适？人体和汽车之间最大的区别是什么？我们知道，汽车是由金属、塑料等无生命的材料制成的，而人体则是由40万亿～60万亿个能够不断更新的细胞构成的。人体超过90%的部分每年都会"更新"一次。十几年前，人们还普遍认为这个过程需要7年之久，甚至有人认为（现在依然有人这样认为）有些身体组织根本不会更新，比如关节软骨。由于研究方法的不断进步、试验设备的不断更新，如今，很多观念都得到了修正。很多曾被认为不可能的事情现在都变为可能，干细胞研究就是一个典型的例子。关于软骨再生可能性的问题，我们将在第六章的"磨损的软骨还能再生吗？"一节中具体讨论。

运动能让关节软骨再生而非损坏软骨

研究表明，运动能预防关节炎而非诱发关节炎。有人曾经做过相关动物实验，结果发现，与正常运动的动物相比，被限制运动的动物的关节损耗相对严重。而对人类的研究也表明，即使是那些需要频繁使用关节的专业运动员，他们患上关节炎的概率也不比一般人大。因此，关节磨损情况与运动量无关。这一结论或许让你有些惊讶，但如果你知道人体需要通过运动产生的压力来使关节软骨获得营养，就不会感到意外了。从这个角度来说，人体的关节和车轮的轴承是完全不同的，因为将汽车放着不用是不会对其轴承产生损害的。

> 运动能让关节软骨获得营养，对维持关节健康非常重要。

而对人类来说，很少运动、整日坐着的人的身体缺乏活力，这些人往往会有关节炎和关节疼痛的问题。

是否存在细胞凋亡？

你可能会说，细胞不能永远存活，最终都会死亡，那时关节软骨就无法再生了。或许你对"端粒学说"有所耳闻。端粒是染色体末端具有特定碱基序列的核酸蛋白复合体。该学说认为，端粒会随着细胞分裂次数的增加而缩短，当端粒缩短到一定的长度时，细胞会停止分裂继而死亡，人们将此现象称为"细胞凋亡"。

> 关节磨损不是衰老的必然结果。

如果该理论属实，那么所有患者的情况必定相同。然而我们知道，有些人即便年事已高却依然拥有健康的关节软骨。这些例外情况不禁令人怀疑，细胞凋亡是否必然导致一个人在五六十岁时患上关节炎？

此外，我们在很多年前就已经知道，端粒缩短是可以被阻止的，端粒甚至还能够再度增长。也就是说，我们能够延长细胞的寿命。

现在你可能很想知道如何延长细胞寿命，对吗？请允许我们先卖个关子。我们将在本书第七章的"从心理上对抗关节炎和关节疼痛"这一节中详细讲解这一过程。不过你现在可以先暗暗期待一下，因为我们的方法适用于所有人，当然也包括你。

二、基因对关节炎的影响

对于疾病，当找不到合理的解释时，人们通常会拿基因说事儿。如果患病情况刚好符合人们的猜想，那么基因就会被拿来佐证这一猜想；如果不符，人们就干脆视而不见，反正也没人会在意。虽说父母中的一方和孩子同时患关节炎或双胞胎同时患关节炎的情况经常发生，但更多的情况是，父母中的一方患关节炎而孩子没有，或者双胞胎中只有一人患关节炎。对此，又该如何解释呢？

表观遗传学正在改变基因的权力

表观遗传学对上述问题做出了通俗易懂的解释。该研究领域相对较新，是基因研究的一个分支。人类基因密码在2000年成功得到

了破解 ①，一时间，科学界人士情绪高涨。人们据此认为，疾病的预测和防治不再是不可能的事。这促使一些人采取了不合适的应对方法。例如，一名从母亲那里遗传了乳腺癌易感基因的女性为了避免患乳腺癌而接受了双乳乳腺切除手术。但如果她知道可能只有5%~10%的乳腺癌病例是由致癌基因的直接遗传引起的，那么她可能会做出完全相反的决定。

表观遗传学领域的专家对基因与疾病的关系进行了研究。2009年，诺贝尔生理学或医学奖获得者发现，心理压力会对基因表达产生负面影响。这意味着，基因是可以被"启动"或"关闭"的。我们应该"关闭"致病基因并"启动"有益基因，然而，大多数人都在不知不觉中做着相反的事情。

表观遗传对健康的影响——以蜜蜂为例

蜜蜂为我们提供了表观遗传对健康影响的典型例证。你知道吗？蜂王和工蜂的基因是完全相同的。但是，由于蜂王能持续不断地获得高品质的食物——蜂王浆，所以其寿命可达到3~5年。工蜂的寿命却很短，它们在冬季能存活约6个月，在夏季则只能存活约40天。由此可见，良好的营养对基因的表达能起到积极的作用。

> 健康的饮食能够"启动"有益基因。

---

① 2000年6月26日，参加人类基因组工程研究的美国、英国、法国、德国、日本和中国科学家同时向世界宣布，人类基因组工作草图已基本完成，已绘制出人体97%的基因组，其中85%的基因序列得到了精确测定，人体约30亿个碱基对得到了正确排序。——译者注

你现在应该很想知道，如何才能"关闭"致病基因并"启动"有益基因。但我们想再稍稍卖个关子，之后揭晓答案。关于能否将人类的情况同蜜蜂进行类比这一问题，你可以在第七章的"从心理上对抗关节炎和关节疼痛"这一节中找到相应的答案。

现在，我们来总结一下：如果错误地利用了表观遗传的影响，那么引起关节炎的常见基因可能就会发挥作用；但如果表观遗传的影响得到了正确地利用，那么这类基因就不一定会发挥作用。由此可知，虽然有些患者的家人也患有关节炎，但也有很多患者的家人未患关节炎。

三、体重对关节的影响

超重通常被认为是导致髋关节炎或者膝关节炎的主要原因之一。这种说法乍一看似乎很有道理，但如果仔细思考，我们就会发现很多问题，比如，许多超重者并没有关节炎或者关节疼痛问题，只有那些结缔组织粘连非常严重的超重者才容易患上关节炎并感到关节疼痛。在后面的章节中，我们将探讨结缔组织与关节炎之间的联系。

此外，还有一个事实能够有力说明超重对关节炎的发生影响很小。我们知道，关节炎的好发部位是髋关节、膝关节、肩关节和掌指关节。这么说吧，假如我们是用四肢行走的动物，那么超重可能真的会成为引发以上部位炎症的重要因素。但我们在使用电脑键盘时并未受到体重的影响，因此，掌指关节炎和肩关节炎的频发能够有力地证明，超重对关节炎的发生并没有那么显著的影响。

> 超重对关节炎的发生影响较小。

负重大的关节患关节炎的概率反而较小

还有一个情况表明，超重对关节炎的发生影响较小。那就是，与膝关节及髋关节相比，踝关节发炎的概率更小。按理说，承重较大的踝关节应该比膝关节和髋关节更容易受到伤害，但踝关节炎似乎主要是由外伤导致的。如果没有此类损伤，踝关节炎会非常少见。

然而，统计数据显示，超重者或肥胖症患者患关节炎的概率约为体重正常者的2倍。因此，一定存在着某种可引发关节炎的因素，该因素会随着体重的变化而变化。研究证明，这一因素就是运动行为，我们将在后面进行探讨。

四、年龄增长是否是导致关节炎最大的危险因素

传统医学认为，年龄增长是导致关节炎最大的危险因素。有人甚至认为，所有人到了一定年龄都会患上关节炎。

这种观点乍看之下没什么问题，我们之前列出的数据不也证明了这一观点吗？但是，就算年龄越大关节炎的患病率就越高，我们依然不能就此认定年龄就是导致关节炎最大的危险因素。

所谓的老年病

为了更好地回答这个问题，请你暂时转换一下视角。每个人都知道什么是老年病，比如2型糖尿病就是一种"老年糖尿病"。为什

么如此称呼这种疾病？这是因为在过去，只有老年人才会患2型糖尿病。但如今，不少儿童和青少年也患有2型糖尿病。由此我们可以得出什么结论呢？不错，年龄增长显然不是2型糖尿病的危险因素。

人们不断做着对身体健康不利的事情，直到在某个时刻发病。以前，2型糖尿病需要经过很长时间的发展才会发病，而如今，人们的不良行为习惯使得2型糖尿病的发病时间大幅度提前。现在，我们已经知道，摄入过多的单糖会使胰腺负担过重，进而导致肝脏功能减退，最终使我们的身体受到越来越多的损害。

如果上了年纪后才患上某种疾病，那么病因通常和年龄无关，而是因为身体经受了太多的损害，不堪重负。据调查，在过去的50年间，德国人对单糖的消耗量增长了3倍，儿童的消耗量尤其高。可能用不了多久，"老年糖尿病"这个词就会完全被弃用。

各种"老年病"表明，年龄不是最大的危险因素

这对我们的研究课题来说意味着什么呢？很简单，这意味着我们必须搞清楚，是否还存在年龄以外的导致关节炎发生的因素。在后面的章节中，我们将为你详细介绍这些因素。

在此之前，我们已经通过大量的例外情况发现，年龄增长是导致关节炎最大的危险因素的说法经不起推敲，因为很多老年人的关节非常健康，而且，他们中有很多人年轻时是体育老师，或者从事的是运动量大的职业。你是否也发现了关节问题与运动之间的某种关联？我们在后面还会谈到这种有趣的关联。相比之下，有很多人年纪轻轻却患上了严重的关节炎，20多岁就不得不装上人工关节。

传统医学通常将疾病的症状与病因混淆

传统医学经常把某一症状解读为另一症状的病因。例如，一个人患有关节炎或腰椎间盘突出症，而他刚好感到患病的关节或脊柱部位疼痛，那么，医生就会认为，疼痛是上述疾病导致的。此外，钙质沉着症也会导致身体出现疼痛。再举一个例子，若一个人在童年时期遭受过严重的精神创伤，并在40年后认为这是导致背痛的原因，那么这是因为创伤导致的情感压力依然存在。医生发现，创伤导致的情感压力会使大脑神经元发生变化，而这种变化是一种疼痛记忆，它被看作身体可能出现的所有疼痛的原因，这种疼痛也就是人们所说的慢性疼痛。

如果不深入思考，这类说法听起来似乎没有任何问题。然而，一旦我们结合实际并以批判的眼光对其进行分析，就会发现这些所谓的"事实"是纯粹的谬误。因此，在此理论基础上构建的所有东西都可能是错误的。

我们之所以对我们的观点如此有信心，是因为我们已经为无数患者解决了关节炎、腰椎间盘突出症、钙质沉着症、创伤后应激障碍等方面的问题。通过阅读本书，你将慢慢了解为什么我们能够做到这一点以及我们是如何做到的。

五、关节炎真的会导致疼痛吗？

以下内容可能有些难以理解，但请放轻松，因为即便是医生、民俗疗法治疗师和物理治疗师也会遇到同样的问题。

绝大多数人都认为关节炎会导致关节疼痛。他们的认知是，关节之所以会痛，是因为关节软骨受到了损伤。但事实确实如此吗？

很多人都无法相信，这是一个存在了上百年的错误观点，是一个"谎言"。大多数人不允许这种质疑的声音的存在，可能作为读者的你也同样感到怀疑。毕竟，你对自己的身体状况有着最直观的感受。但我们要说：关节炎并不会导致关节疼痛。你可能觉得我们在开玩笑，对吧？

我们知道你正在忍受关节疼痛的折磨，但是请你理解，我们只是想问，这种关节疼痛是否真的因关节炎而起，还是另有原因。在这个问题上，你不是唯一感到困惑的人，很多专业人士也如此。但是一直以来，没有人勇于提出质疑，其原因无关智力或能力，仅仅是因为人们习惯性地对长久以来存在的说法深信不疑。尽管有很多情况表明，传统医学对关节炎和关节疼痛的理解可能存在错误。已有研究表明，关节炎与关节疼痛的程度之间并不存在明确的关联。接下来，我们将对此进行详细说明。

无痛性关节炎

有些患者是在偶然之中发现自己患有关节炎的，个别患者在发现时，病情已发展到了晚期，然而他们并没有任何疼痛的感觉。这种情况最常出现在髋关节炎患者中，但也经常出现在其他类型的关节炎患者中。美国研究人员曾进行了一项与疼痛相关的研究。研究人员在街头对路人进行随机调查，询问他们是否有背痛的症状。如果有人回答"否"，研究人员就会将其带回研究机构，并对他们的肋椎关节做进一步检查。检查结果显示，其中很大一部分人都患有腰椎间盘突出症。

这与我们的研究结果相同。关节软骨磨损和腰椎间盘突出症并不会引起严重的疼痛，因为无论关节软骨还是腰椎间盘都没有痛觉感受器。关节疼痛实际上是一系列连锁反应的结果，而人们通常认为是关节软骨磨损导致了关节滑膜发炎，进而引发了疼痛。

但是我们认为，这种说法并不正确，因为我们在几分钟内就可以消除这种疼痛。然而，任何炎症引发的疼痛都不可能在短短的几分钟内就被消除。这说明，关节滑膜并没有发炎。

人们对腰椎间盘突出症的看法也存在问题。人们普遍认为，疼痛是由突出的腰椎间盘或从中渗出的果冻状髓核压迫神经根这两种原因引发的，但我们通过使用自己的疗法同样可以消除这种疼痛。当然，若引发疼痛的原因是后一种，那渗出的果冻状髓核是无法在短时间内得到妥善处理的。

六、即使没有关节炎，也可能出现强烈的关节疼痛

很多患者虽然感觉到了关节疼痛，却检查不出任何问题。对此，传统医学无法给出合理的解释。

这些患者无论到哪里就医，医生总是说："你的身体一切正常。"影像学检查结果是关节结构没有问题，血液学检查结果也没有异样。有的医生甚至会说，这些疼痛是由心理因素导致的，患者应该接受心理治疗。这就导致这些患者非常痛苦，他们既要忍受躯体上的疼痛，又要承受医生的漠视。

软组织风湿症、纤维肌痛综合征和慢性疼痛的发现

这个时候，传统医学界出现了软组织风湿症和纤维肌痛综合征的诊断。其中，纤维肌痛综合征的典型症状是肌肉弥漫性疼痛，该疼痛属于风湿性肌肉疼痛，但身体没有特异性指标异常。纤维肌痛

综合征的病因目前还是个谜，而且这种疾病只能使用抗炎药和止痛药进行治疗。

> 传统医学对疼痛的解释有很多不合理之处，而我们根据多年实践经验得出的结论更具说服力。

紧接着，"疼痛记忆理论"在传统医学界被创建。根据该理论，疼痛是存在记忆的，当引起疼痛的原因消失后，疼痛还可以继续存在。这是因为大脑已经"习惯"了疼痛并改变了人体，于是人体就会无缘无故地释放疼痛的信号。这就是慢性疼痛的发展过程。患者只有服用强效止痛药（如阿片类止痛药）才能使慢性疼痛得到缓解，他们大多都会选择长期服用此类药物来麻痹自己的痛觉神经。

心理因素往往是最终的病因？

为了对那些找不出原因的疼痛做出合理的解释，人们往往将心理因素当作最后的"救命稻草"。但是，正如我们所知，这样的解释对于改善病情毫无益处，患者还是要继续服用强效止痛药，而且最终不得不进入治疗小组[①]，学习如何在阿片类止痛药所带来的副作用中生活。

然而，令人遗憾的是，传统医学最后的努力是尝试将疼痛定义为一种疾病，比如只是因为不知道一个结痂的伤口是如何出现的、会产生什么影响就把它当成一种疾病来看待。这样一来，传统医学就可以对所有的状况做出解释了，比如，感觉疼痛就是得了"疼痛

---

① 治疗小组：指由一群患同样疾病的人组成的小组，互相分享治疗经验，互相鼓励。——编者注

病"。然后，市面上就出现了无数治疗"疼痛病"的药物。然而，这些药物都无法从根本上解决疼痛问题。

七、实践经验是我们最大的优势

从很多年前开始，传统医学对疼痛的诸多解释对我们来说就没有多大意义了。我们并没有在一开始就做出要改变或改进传统疗法的决定，也没想过要挑战与关节炎有关的主流观点。起初，我们只是想要探讨罗兰所喜爱的中国武术（咏春拳与气功）与我们开设的健康课程提供的练习对减轻关节疼痛的作用。后来，我们才逐渐形成了一套属于自己的疼痛疗法。

我们尝试为当时大多数人还无法理解的生理问题寻找合理的解释，后来又在对患者的手动治疗过程中积累了大量经验，并借助于筋膜研究和脑研究的相关成果逐渐完善了我们最初的解释模型。

我们的疗法行之有效，只是需要被大众理解和接受

我们的疗法已经相当成熟了，它不仅疗效显著，而且适用于所有关节炎和关节疼痛患者。多年来，我们逐步完善了整骨疗法，并将其应用在了应急治疗中。之后，我们又对治疗和练习的解释模型进行了优化，这使得我们能够非常高效地开展研究。相比之下，传统医学界的疼痛研究可就难开展多了，因为缺少实践经验的支持。不过，传统医学界的研究人员早就认定，能够消除疼痛的理想解决方案根本不存在。

我们帮助9000多名患者缓解或消除了疼痛

下面的数据可以证明我们所说的一切都属实。自从开始教授疼痛疗法，我们就将疼痛疗法对参加培训者（医生、民俗疗法治疗师和物理治疗师）产生的影响详细地记录了下来。同时，我们对9360名接受治疗的患者进行了跟踪观察（截至2017年6月25日）。结果发现，经过我们的治疗，7374名患者完全摆脱了疼痛，1577名患者的疼痛程度显著减轻，只有409名患者的病情没有得到显著改善。看，这就是我们如此自信的原因。

> 即便你年事已高，你的关节依旧可以"复原"。

在开展培训初期，我们发现，连很多之前专攻疼痛治疗的医生和治疗师自己也有疼痛问题。这其实也很好理解，因为他们原来掌握的方法是无效的。

***

至此，本章进入了尾声。通过本章的学习，你已经知道，传统医学对关节炎和关节疼痛的解释和治疗存在许多错误。在此基础上，我们能以更具批判性和开放性的态度去逐步了解这个存在了上百年的关于关节炎的"谎言"是如何产生的了。

在下一章中，我们将解释关节炎和关节疼痛的形成与发展过程。我们会告诉你，关节炎和关节疼痛其实是同时产生却又相互独立的。

你会对接下来的内容非常感兴趣，因为我们的解释与解决方法能够帮助你摆脱关节疼痛、终止关节软骨磨损甚至促进关节软骨再生。

　　你身体状态越好，心情就越好，也就越容易取得成功。无论你处在什么年龄段，病情发展到了何种程度，我们都能使你的健康状态维持得更久。如果你不相信，就试试我们的新型疗法吧。

　　你如果患有关节炎或者关节疼痛，那么有两种选择：其一，像绝大多数人那样采用传统疗法进行治疗，但那样你的病情可能会从40多岁开始越来越重，最后将不得不进行人工关节置换术；其二，遵循我们的建议，定期进行锻炼并改善饮食结构。

　　你如果不经常运动，就会患上关节炎并出现关节疼痛，如果再加上营养摄入不足，就会使病情恶化。另外，不经常运动还会导致肌肉和筋膜的紧绷程度加剧，比如使关节软骨和腰椎间盘承受更大的压力，从而加剧其磨损和退化，进而导致筋膜粘连。这样一来，营养物质和代谢废物就会积聚在组织液中，使其酸度越来越高。与此同时，细胞获得的营养越来越少，因此它便难以将代谢废物排出。

　　而我们能够帮你终结这种恶性循环，带你过上行动自如、远离关节疼痛的新生活。

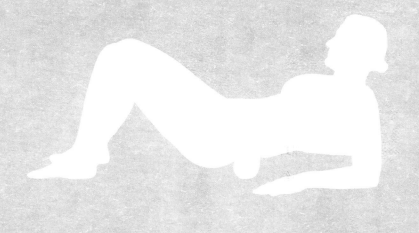

第四章　关节炎和关节疼痛的解释模型

在本章中，我们将用一种简单明了的方式为你讲解关节疼痛的成因和关节炎的发病过程。阅读过后，你会明白，是不健康的生活方式让关节炎和关节疼痛找上了你。

一、我们的关节是如何工作的

让我们先来了解一下躯体运动的基本原理。我们将以生物力学为基础，对一些生理现象进行重新思考，而不再仅仅从遗传学的角度进行思考。我们的结论一定会让你感到惊讶：不断地重复某些错误的行为让我们在不知不觉中"训练"出了关节炎和关节疼痛。幸运的是，我们可以通过训练来培养正确的行为习惯，从而摆脱关节炎和关节疼痛。

从原则上来讲，尽管不同的关节结构不同，但所有的关节都是以相似的方式工作的。关节的作用是使肢体形成不同的角度，这样在肌肉的作用下肢体就能够朝不同的方向运动。一个关节至少由两块骨头组成，骨头被关节囊包裹。关节囊分为内外两层：外层为结实的纤维层，它能将两块骨头牢固地联系起来；内层为滑膜层，其分泌的滑液可以起润滑作用，减轻运动时的摩擦，还可以为关节软骨提供所需的营养物质（图4-1）。

关节的工作方式与海绵类似。当吸满水的海绵受到挤压时，里面的水就会流出；如果压力消失，海绵就能重新膨胀并吸水（图4-2）。同样的道理，如果关节软骨受到挤压，其中的代谢废物就会以液体的形式被排到关节囊中，液体中的其他物质会形成一层光滑的薄膜，使关节软骨在相互摩擦时更加顺畅。如果压力消失，关节软骨就能够吸收滑膜分泌的新的滑液，并从中获取必要的营养物质。

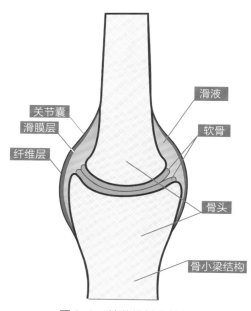

大部分关节都具有类似的结构。

关节囊
滑膜层
纤维层
滑液
软骨
骨头
骨小梁结构

图4-1　关节的基本结构

多活动能
使关节软
骨得到滑
液的滋养。

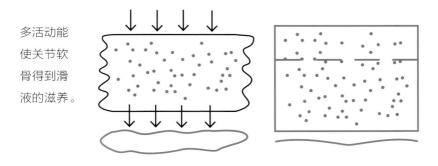

图4-2 关节软骨挤压和释放示意图

挤压和释放的过程发生在关节运动的过程中，且不受重力影响，这样就能保证不同部位关节中的软骨都获得所需的营养物质。

二、骨骼肌是人体运动的引擎

骨骼肌是人体运动的引擎，它能够主动收缩与放松。人体要想伸展肌肉，就需要用到向相反方向运动的拮抗肌群的力量。关节通过收缩的肌肉群（主动肌）向不同的方向运动时，会受到向相反方向运动的肌肉群（拮抗肌）的抵抗。如果不这样，肢体就无法在做完某个动作之后回到原位。

这种运动方式适用于身体的每个关节，只是不同关节的大小和类型有所不同而已。球窝关节能够朝所有方向运动，屈戍关节通常只能朝两个方向运动。关节囊或对关节囊起加固作用的韧带会对关节的活动范围起限制作用。

骨骼肌负责带动身体运动并促使关节软骨吸收营养

下面，我们将以图中的关节为例（图4-3，图4-4），对关节的运动进行详细的讲解。当骨骼肌收缩带动骨头向右运动时，会出现一股较弱的向相反方向的力量，也就是拮抗肌发出的控制力量。这股力量可以使关节连接着的骨头在运动结束后回到原来的位置。在这个过程中，关节软骨相互挤压，排出代谢废物。

理论上讲，球窝关节不容易发炎，也不会出现疼痛。只要磨损的程度没那么严重，所有的关节软骨都是可以再生的。但先决条件是必须进行充分的运动，且关节滑液中含有必需的营养物质而不含有有害物质。

当骨骼肌收缩带动骨头向右运动时，对侧的肌肉和筋膜必须被拉伸。

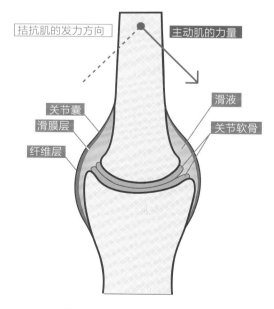

图4-3　关节的运动（1）

在运动时，拮抗肌和主动肌共同的力量会使关节软骨受到挤压，促使其排出代谢废物。压力消失后，关节软骨又可以吸收新的营养物质了。

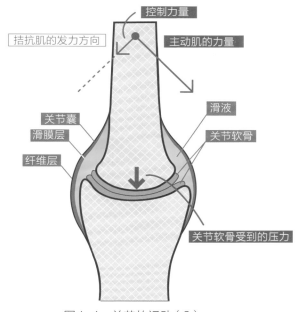

图4-4　关节的运动（2）

我们每天都在不断地"训练"身体产生疼痛

　　人体所有的运动都会涉及两个层面：一是大脑，它就像计算机一样，会创建运动程序；二是筋膜。

运动程序是如何产生的？

　　运动程序是由大脑创建的，非常复杂，你可以将它想象成持续更新的电脑程序。运动程序会对我们的运动方式做出反应并不断地完善它，而且，该程序在我们的一生中都会不断地发生改变，是我们每日运动状态的即时写照。

　　你可以从蹒跚学步的孩子身上观察到这一现象。婴儿在发育到一定阶段时，会尝试用双腿站立，并摇摇晃晃地迈出人生的第一步。几天后，他便能走得比较稳了。在之后的某个时刻，他甚至能用单腿站立。由此可见，大脑的运动程序一直在改变和优化。

但是，如果某些肌肉长时间没有使用或者只得到了有限的锻炼，那么大脑的运动程序就会做出相应的调整。例如，如果我们长时间坐在书桌前打字，那么大脑的运动程序就会被"改写"，使相应的肌肉"忘记"该如何运动。因此，无论我们有没有做运动，我们的大脑都会"编写"出相应的程序（图4-5）。

运动程序在运动中枢产生，基底核会对肌张力与运动行为进行调节，中脑导水管周围灰质与疼痛信号的调节具有相关性。

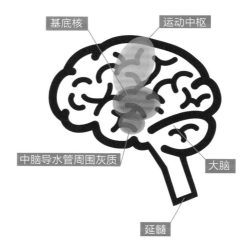

图4-5　大脑的结构

遍布全身的筋膜网络

影响人体运动的第二个层面是筋膜。筋膜通过肌肉运动发挥作用，与第一个层面密不可分。

> 富有弹性的筋膜遍布全身，将所有的组织和器官固定在相应的位置上。

筋膜遍布全身（图4-6）。请你想象一下，人体内的40万亿~60万亿个细胞都分布在一个立体的网络中，也就是筋膜网络。筋膜就像蜘蛛丝一样，将所有的细胞连接在一起。如果将筋膜从人体中去除，人体的各个结构一定会错位，而这几十万亿个细胞就会堆叠在一起。这说明筋膜对人体有着非常重要的作用，尤其是在运动的时候，因为此时筋膜可以灵活地屈曲。

运动是筋膜结构的"建筑师"

无数成纤维细胞像蜘蛛一样在筋膜周围持续不断地编织"网络"，它们织出新的"丝线"，以加固现有的筋膜结构并去除不需要的。在成纤维细胞的努力下，筋膜网络不断得到重建。大家不禁会问，筋膜的重建计划是由谁制订的呢？重建计划的内容又是什么？答案很简单，重建计划是由运动设计的。筋膜会随着身体重心的转移而改变长度，以适应身体活动的需要。人体在一天中所做的所有运动、承受的拉力和压力以及在静止状态下摆出的各种姿势都会使筋膜结构重建，从而使筋膜调整为相适应的形态。

由此我们可以得出一个结论：筋膜能够反映肌肉的运动习惯，

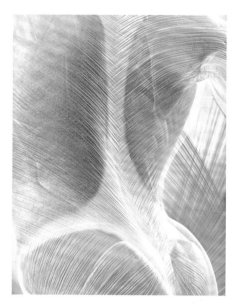

图4-6　遍布全身的筋膜网络

因为肌肉的运动对筋膜结构的塑造具有十分重要的影响。

三、我们对关节活动角度的利用程度决定了运动的质量

所有的关节都有自己特定的活动范围。以肘关节为例：若要使肘关节从90度的弯曲姿势变为伸直的姿势，肱三头肌就必须收缩；当肱三头肌将前臂拉直时，手臂内侧的屈肌就需要保持放松状态，否则肘关节将无法完全伸直。

在屈伸肘关节时，移动的是前臂。此时，关节软骨应当能够较好地承受压力并放松，这样肘关节才能尽可能地灵活运动。

如果我们反复将关节屈伸到最大程度，大脑和筋膜两个层面就

会发生改变。在运动过程中，关节如果从完全弯曲变为完全伸展，大脑就会对运动程序做出相应的调整，使肌肉做出相应的反应。而在筋膜层面，其结构会随着肢体的屈伸而变化，进而形成更加良好的网状结构，该结构就像丝袜般富有弹性，在收缩时不会产生任何褶皱。健康的筋膜就是以这种方式工作的，它在伸展时几乎不会遇到任何阻力，在收缩时不会产生任何褶皱，这就是最理想的状态。

我们对关节活动角度的利用少得可怕

下面，我来讲一个大多数人还不知道的事实。众所周知，人体的200多块骨头是通过100多个关节连接在一起的，并在600多块肌肉的带动下进行运动。如果我们把关节活动的所有可能性看作100%，你觉得我们对关节活动角度的实际利用率是多少呢？你可能想象不到，只有5%～10%！下面，我们再来看一个令人惊讶的数值。你觉得我们对肩关节的实际利用率是多少？答案是不到2%！不过，你只要想一下你的手臂在大多数时候都是处于何种姿势的，便很好理解了。没错，我们大多数时候都是将手臂放在身体前的，比如在写字、在电脑前工作、做手工、帮伴侣按摩、看书或者拿着薯片看电视的时候。在这些情况下，我们的肩关节就像一朵温室里的花。

你还记得你最后一次摘苹果是什么时候吗？你踮起脚尖，用左手紧紧抓住树枝，后仰着努力向右伸展身体并尽力伸长胳膊，用右手去摘一个难以够到的苹果。这可能是很久以前的事了，或许可以追溯到你的童年。而如今，你只需走到餐桌旁，将胳膊伸到身前，然后从果盘中拿起一个苹果。现在你明白我的意思了吧？这只是众多例子中的一个，也就是说，我们身体中的大多数关节都像肩关节一样，其绝大部分的活动角度都没有得到充分利用。

> 在生活中，我们对关节的利用程度极为有限，这会导致可怕的结果：筋膜失去弹性并粘连在一起，进一步限制我们的运动幅度。

关节使用不完全会带来问题

你可能会说，这有什么关系呢？我开车转弯的时候也极少将方向盘打到底，这样反而能延长轮胎和转向器的使用寿命。不知你是否还记得，我们在本书一开始就明确指出过这种类比存在的问题。人体和汽车的构成物质完全不同，人体是有生命的，人体在一天24小时中所做的或没有做的活动都会在大脑和筋膜这两个层面产生相应的影响。

让我们继续以肘关节为例进行讨论（图4-7~图4-9）。如果我们从不完全伸展手臂，仅仅将其伸展到一定的角度，就像打字、吃饭、看书、读报或者帮我们的伴侣按摩那样，久而久之，就会对肌肉和筋膜这两个层面产生影响。一方面，大脑中与拉伸运动有关的记忆会越来越少，肌肉会逐渐紧绷，令肘关节固定在某一弯曲角度。另一方面，手臂内侧屈肌区域的筋膜组织将适应这种状态，不仅会因此变得僵硬，还会出现粘连现象。

这就好比我们不小心将一件羊毛衫用热水洗了，柔软的羊毛缠结在了一起。它本来漂亮、柔软又合身，现在却缩水了，穿到身上会太紧，让人难以自由活动。同样的道理，筋膜粘连且缩短后也会失去弹性，让你在运动时感到吃力。

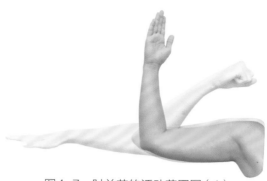

图4-7　肘关节的活动范围图（1）

肱三头肌收缩，手臂伸直，此时，肱二头肌几乎完全放松，它发出的方向相反的微弱的控制力量能够使关节处于稳定状态，并使其处于最理想的作用位置，使关节软骨正确受力。

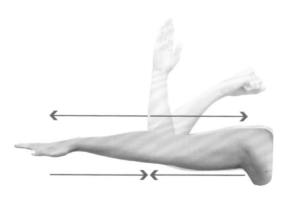

图4-8　肘关节的活动范围图（2）

肱二头肌收缩，手臂屈曲，此时，肱三头肌几乎完全放松，它发出的方向相反的控制力量能够使关节在做任何方向的动作时都能达到理想状态，并且还能使关节软骨正确受力。

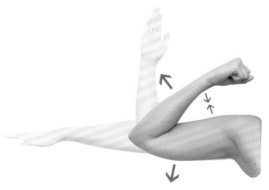

图4-9　肘关节的活动范围图（3）

粘连的筋膜会让关节软骨承受较大的压力。

关节为何会磨损?

筋膜的变化会对关节产生什么影响?如果关节没有得到充分的(各种角度的)使用,那么从生物力学的角度来说,会出现什么后果?如果关节一侧的肌肉和筋膜由于粘连及缺乏弹性而变得僵硬,那么拉伸筋膜时就需要用很大的力量。此时,关节所连接的两块骨头及关节软骨就会遭到更严重的挤压。

对很多人来说,这种使筋膜变僵硬的"训练"每时每刻都在发生,微小的影响在不断地积累。我们的关节也因此变得越来越僵硬,越来越不灵活,运动时关节软骨承受的压力也越来越大(图4-10)。不断增大的压力会使关节软骨在运动时极易受到磨损,更糟糕的是,若营养摄入也不够恰当,尤其是摄入过多的动物性蛋白质,体液就会达到一定的酸度,人体会因此产生一种酸性结晶物质——尿酸盐结晶。这些尿酸盐结晶会积聚在关节软骨周围,从而进一步加剧磨损,最终引发关节炎。

疼痛是身体受到损伤的信号

我们的大脑一直在"观察"人体运动的过程——大脑中的受体会"测量"关节受到的压力,以及肌腱的拉力、肌肉收缩或放松的速度等人体运动系统中一切变化的程度。所有的观察结果都会继续由人体的中央处理器——大脑进行分析,大脑一旦认为关节受损的速度超过了自我修复的速度,就会在受损部位相对应的肌肉组织(其中大当控制力量明显增大时，关节软骨就会受到更大的压力，从而引发磨损。

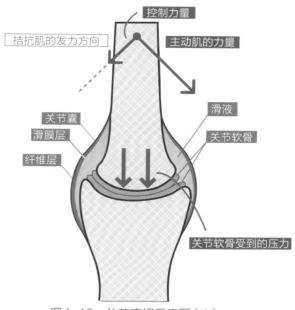

控制力量

拮抗肌的发力方向

主动肌的力量

关节囊

滑膜层

纤维层

滑液

关节软骨

关节软骨受到的压力

图4-10　关节磨损示意图（1）

多是控制运动的肌肉组织）上投射疼痛的信号（图4-11）。这样一来，患者就会感到疼痛，从而停止运动。因此，我们将这种疼痛称为"警戒性疼痛"。

　　警戒性疼痛就好比汽车的机油指示灯。试想一下，你正开车在高速公路上行驶，仪表盘突然显示机油油位太低，这时你会怎么办？我想你肯定会停下来，因为如果继续行驶，可能会对发动机造成严重的损害。这也是身体想要通过产生警戒性疼痛达到的目的：提醒你不应该继续使用感到疼痛的部位运动了，否则会损坏关节软骨。

　　停止运动虽然可以暂时缓解疼痛，但实际上是一种恶性循环，因为警戒性疼痛进一步限制了本就有限的关节活动。

当关节软骨受损的速度超过机体自我修复的速度，身体就会用警戒性疼痛来提醒人们停止运动，以免身体受到进一步伤害。

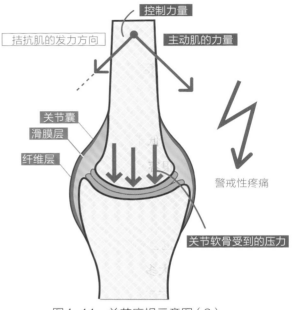

控制力量

拮抗肌的发力方向

主动肌的力量

关节囊

滑膜层

纤维层

警戒性疼痛

关节软骨受到的压力

图4-11　关节磨损示意图（2）

过载性疼痛——警戒性疼痛的极端情况

主动肌一旦运动，就会出现警戒性疼痛。在某些情况下，处在特定位置的拮抗肌要用非常大的力量才能抵消主动肌产生的拉力。主动肌在超负荷的状态下，收缩时会产生灼热感，这种感觉就是我们所说的"过载性疼痛"。举例来说，如果我们身体前侧的筋膜处于紧绷状态，产生了过强的拉力，那么背部的伸肌则会承受过大的压力，运动时就会出现灼烧般的痛感。而这种疼痛常被人们误认为是肋椎关节炎造成的。然而，肋椎关节炎只会和疼痛同时产生，并不是造成疼痛的原因。

与警戒性疼痛一样，过载性疼痛也纯粹是由肌肉和筋膜引发的。解决办法也和警戒性疼痛的类似，只需缓解肌肉和筋膜过度紧绷的状态就可以了。由于身体出现过载性疼痛和警戒性疼痛的目的都是为了保护关节软骨，而且解决方法相同，因此我们将过载性疼痛视为警戒性疼痛的一种。

四、运动的"死胡同"——越来越多的关节炎和关节疼痛

我们不想在这里探讨过多的细节，但请你记住一点：由于我们对关节的利用程度远低于基因设定值[①]，因此人类无论进化到任何程度，我们的关节都很容易出问题。

警戒性疼痛消失后，如果运动模式依然不变，情况就会越来越糟。筋膜的粘连程度会愈发严重，主动肌受到的阻力会越来越大，关节软骨受到的压力也会相应地增大，结果就是警戒性疼痛再次出现。

现实是，人体大多数关节软骨都没有得到充足的营养。为什么呢？因为我们只进行了5%~10%的关节活动。也就是说，一部分关节软骨会反复受到挤压，另一部分则根本没有受过挤压。只有整块关节软骨都反复地受到挤压与得到放松，关节软骨才能获得营养。因此，那些未被使用的关节软骨会出现营养不良的情况，而另一些负载了过大压力的关节软骨会产生磨损，进而引发警戒性疼痛，而警戒性疼痛又会使身体本来就很少利用的部位更加得不到锻炼，由此形成恶性循环。我们的关节软骨就如同我们的身体，如果身体一直得不到充足的营养，就会日益消瘦，甚至会因此失去生命力。

发炎是为了修复损伤

这是一条没有出口的死胡同。如果患者忍痛继续运动，那么警戒性疼痛所要阻止的事情就会发生：关节软骨表面具有润滑作用的

———————————————

[①] 基因设定值：指人与生俱来的、基因赋予的运动能力。——编者注

薄膜脱落，导致关节出现磨损。之后，关节便开始发炎，因为身体想要修复磨损。大多数患者和专家都认为应该阻止关节发炎，但他们不知道关节发炎其实具有积极作用。例如，关节产生积液是为了让修复物质进入被破坏的关节结构，并清除其中的代谢废物。此外，关节积液还可以稳定关节，使其受到保护。

关节炎唯一的问题在于它对关节软骨造成的损害并非一次性的，而是持续不断的。在这种情况下，修复工作永远无法彻底完成。患者在不知不觉中受到了永久性伤害，而身体却无法对此做出调整。也就是说，由于发炎（修复）的过程无法结束，就产生了慢性炎症。因此，传统疗法是试图终止这种慢性炎症的发展。遗憾的是，大自然和人类基因根本没有"预料"到我们不会进行"与生俱来"的充分的关节活动，而我们本应对身体所具有的功能加以充分利用，否则这些功能就形同虚设。

五、关节炎和关节疼痛并没有必然的联系

现在，让我们来讲解本章最难理解的内容。为了防止关节做出某种动作或进行某种运动，大脑会在关节所在的肌肉组织处映射痛觉，而这种痛觉和关节软骨的磨损毫无关系（过载性疼痛同样如此）。

这种疼痛是由肌肉和筋膜过度紧绷引起的，属于单纯的功能性疼痛（非器质性疼痛），大多数情况下都与身体的状态无关。也就是说，这种疼痛与关节炎是没有关系的。另外，这种疼痛与关节的磨损情况也无关，即使关节的骨头之间有80%的区域都粘连在了一起，软骨也不一定被完全磨损。

　　即便是非常严重的关节炎，也大多与我们在关节处或者关节周围感受到的疼痛没有任何关系。如果你的第一反应是拒绝接受这一事实，我们也完全能够理解，毕竟这实在太令人难以置信了。就连我们一开始也不太相信。我们虽然已经接触了很多病例，理解起来相对容易，但还是花了很长时间才接受这一事实。我们通过自创的新型疗法使患者关节的紧绷度得以减轻，并一次又一次地亲历了原本认为不可能发生的事情——患者的病情得以缓解。这时，我们终于明白，原来事实就是如此。大脑的逻辑思维或许对此表示抗拒并告诉我们，骨头和骨头的摩擦势必导致疼痛，然而即便在这种极端情况下，疼痛也并非是由骨头的相互摩擦引起的。虽然现在我们还无法令你完全理解，但事实就是如此。

少数例外往往能够反映规律

　　每种现象都有例外，而关节磨损的问题也是如此。一些患者的关节因骨质增生而发生了形态改变，严重影响了关节的活动功能。对于这样的关节，我们肯定无法将其复原。很多患者就会选择进行人工关节置换术。对于髋臼塌陷的患者来说，这的确是明智的选择，毕竟人工关节可以使其免受瘫痪之苦。

> 关节软骨磨损并不会引起任何的疼痛。

　　请你不要将关节结构上的障碍与关节活动受阻混为一谈。后者通常是由肌肉、筋膜遭到"锁死"所致——肌肉和筋膜无法再有弹性地活动，从而使关节活动受到阻碍。但这种阻碍能够相对较快地得到缓解或者消除，因为关节的形态和结构并没有异常。

如果的确是骨质增生阻碍了运动，我们则需要花费很长的时间才能消除症状。在这种情况下，许多患者会放弃进行普通的治疗，转而选择人工关节置换术这种简单、有效的方法。这当然是可以理解的，不过我们仍然建议这类患者先尝试一下我们的疗法，再决定是否进行手术。

昨日的不可能已成为今日的现实

经验告诉我们，如果没有亲身经历，你很难立刻相信这些观点。如果你是关节炎患者，那么你应该亲身体验一下我们的疗法；如果你是医生或治疗师，那你只有在学习了我们的疗法并积累了一定的治疗经验后，才能真正理解这些内容。

就像前面所说的，我们和你一样，也花了很长时间才接受新的现实。唯一的差别在于，相对于你，我们有一个优势，那就是我们可以不断亲眼见证我们的疗法在患者身上取得的良好效果，这些患者也包括许多原本已经放弃治疗的人。

六、导致关节炎和关节疼痛的间接因素

除了上述的生物力学因素（更确切地说，是缺乏运动所造成的生物动力学影响），还有一些间接因素导致了关节疼痛的产生。研究这些因素通常对治疗急性疼痛没有太大意义，因为肌肉和筋膜才是最能发挥作用的"杠杆"。然而，这类间接因素总是或多或少地存在着，而且可能会对关节炎的发病和关节疼痛的产生起到更多促进作用。

这类间接因素有很多，为了便于阐述，我们将其分为三类。

（1）饮食因素：包括人体摄入的所有营养素。

（2）精神和心理因素：如压力、情绪、经历、梦境等。

（3）环境因素：主要指环境中的辐射对身体造成的影响，以及人们在日常生活中接触到的化学物质。

最重要的营养因素

你可能已经思考过饮食与关节疾病之间的关系了。一种普遍的认知是，不健康的饮食会导致肌肉和筋膜的紧绷程度增高，使关节炎和关节疼痛恶化。你吃的食物含有越多的动物性蛋白质、小麦和糖，经过越多的加工或含有越多的防腐剂、色素、调味剂和人工香料，其对健康造成的负面影响就越大。当然，这还取决于这些食物的摄入量，毕竟"剂量决定毒性"。

不恰当的营养素　如果你患有关节炎，请务必注意控制动物性蛋白质的摄入。猪肉、牛肉、羊肉、禽肉以及各种肉类制品（如香肠）都可能对关节健康造成负面影响。另外，牛奶及其他乳制品（如奶酪、夸克酸奶或普通酸奶）也是如此。

至于碳水化合物，我们应避免食用由精米、精面制成的食品以及精制糖和含糖饮料，因为它们都会加重机体的代谢负担。糖类会造成筋膜糖化，使其变得僵硬而脆弱。

烟酒也会对关节健康造成负面影响。筋膜细胞接触到其释放出的有害物质后会发生毒性反应，导致人体做出防御反应。

食物的搭配也很重要。如果一顿饭中既有主要提供蛋白质的食物（如肉、奶酪），又有主要提供碳水化合物的食物（如马铃薯、面包），还有主要提供脂肪的食物（如黄油、猪油、奶油），那么这样的食物搭配通常会让身体承受极大的负担，消化不良和过敏是最常见的后果。

食品添加剂　出于各种原因，大多数加工食品都含有添加剂，如防腐剂、色素、乳化剂、味精及其他食品添加剂。这些物质在1974年以前一直被称为"外来物质"，而这就是问题所在。如今，除了人类基因能够辨认的物质，还有一些其他物质进入了我们的身体。这对我们的身体来说是一种威胁，因为它无法对这些陌生物质进行评估，甚至感受不到它们的存在，只能检测到生化反应的发生以及身体的某些无法评估的变化。因此，身体会在这种威胁下产生压力，变得紧张，进而引发关节炎和关节疼痛。

> 导致关节炎和关节疼痛的间接因素有三类：营养因素、精神和心理因素以及环境因素。

饮食适应性测试能让你更加了解自己的身体状况

由于每个人的身体对营养物质和食品添加剂的反应都不同，因此，我们有几点建议要提供给你。首先，你可以进行自我营养测试，观察身体对各类食物的战斗或逃跑反应 [①]，这样你就可以判断出身体对不同的食物或食物搭配的反应了。如果食用某种食物后，原本平稳的脉搏突然加速，那就说明你的身体进入了防御状态，也就是说，这种食物不适合你。虽然测试会耗费你一些时间，但非常值得去做。测试后，你就能较为全面地了解各种食物对你的身体的影响了。其次，你可以利用智能手环检测自己在不

---

① 战斗或逃跑反应（Fight-or-flight response）：心理学、生理学名词，为1929年美国心理学家怀特·坎农（Walter Cannon，1871—1945）创造，他发现机体经一系列神经和腺体反应能够产生应激反应，从而做好防御、挣扎或者逃跑的准备。——译者注

同状况下（如工作时、运动时、休闲时）的心率。最后，你还可以检测身体
对哪些食物不耐受。

在第七章的"从饮食入手对抗关节炎和关节疼痛"这一节中，我们将介
绍一些适用于所有人的饮食原则，让你从饮食方面着手，放松肌肉并远离
关节炎和关节疼痛。

最重要的心理因素

导致关节炎和关节疼痛的最重要的心理因素是压力，既包括因
过度劳累、自我要求过高、愤怒而产生的压力，也包括因上司施压、
政治局势动荡、社会不公或受到霸凌而产生的恐惧。

当人受到攻击或处在压力之下时，身体的姿势会反映肌肉与筋
膜出现的紧绷反应。我们的肩膀会抬高，脖子会向前伸，这样一来，
肩部受到的压力就会增大，这是为了让我们做好战斗准备。但我们
通常不能怒吼着同对方大打出手，也不能扭头转身就走。因此，我
们不能消除这种紧绷反应，只能将产生这种紧绷反应的根源——不
良情绪压抑在心中，任其慢慢发酵。

其他会造成疼痛的心理因素有因失望、疾病或经历分离等遭遇
而产生的各种梦境。

压力会使筋膜僵化　压力除了会使肌肉变得紧绷外，还会对身
体造成其他不良影响。研究发现，不断工作的成纤维细胞会在压力
下变得异常活跃，从而"编织"出非常紧实的筋膜网络。然而，当压
力消失后，这些厚实而坚硬的"网络"会继续存在，这会产生严重的
后果。想象一下，如果肌肉继续处于紧绷状态、筋膜一直僵硬，我
们的身体会怎样？

负面情绪会被"写进"我们的身体里 负面情绪会导致肌肉和筋膜紧张，这在创伤性经历中体现得尤为明显。我们在意识清醒时无法承受的心理压力都会转化为身体的压力，并通过特定区域的肌肉和筋膜的紧绷状态表现出来。也就是说，虽然患者已经从精神上摆脱了创伤性经历，能够正常地生活，但是创伤性经历在生理上留下了不可消除的印迹。

如今，越来越多的人承受着类似的心理压力。许多人找到我们就诊，却无法摆脱心理上的负担。有趣的是，这种现象也和关节活动严重受限有关。如果我们能够进行规律的、充分的运动，就能通过物理方式"打破"这种蓄积已久的心理紧张状态，然后，身体会释放出此时可以承受的心理压力。随着运动的持续，这种压力会被再次释放，然后慢慢消失不见。然而，我们很少能进行100%的运动，因此常常无法感受到这些"心理垃圾"。另外，如果不采取其他办法清除，这些"心理垃圾"将永远留在那里。

> 大量运动能够帮助我们清除绝大多数"心理垃圾"。

最重要的环境因素

真的不知道应该从哪里讲起，因为有无数不利的环境因素会引发关节炎和关节疼痛，很难说哪种环境因素对我们最为不利。

让我们先从电磁雾说起，手机等无线通信设备会带来辐射。在讨论这个话题之前，我们首先必须声明，如果今天依然有人认为这些都是毫无科学根据的无稽之谈，那这些人要么是消息不灵通，要么就是太天真。

　　然后要说的就是我们周围随处存在的化学物质。地板、墙壁、家具、衣服、汽车以及化妆品中都有许多化学物质。如今，无数的新型化学物质被研制出来，还有数不清的化学物质正在被研发，这是一条没有尽头的道路。

　　以上这些不利的环境因素都会让我们的身体发出警报。由于这些环境因素所产生的影响都没有被预先设定在我们的基因里，所以它们无法被我们的身体识别。尽管身体感受到了威胁，但还是因为不能识别它们而无法对其进行归类和处理。于是，身体就会用产生压力和紧绷的状态来作为反应。很明显，这会加剧疼痛和关节软骨的磨损。最终，到了某一刻，身体就会发起自我攻击，导致自身免疫性疾病的发生。

七、从"疼痛湖泊图"看疼痛产生的过程

　　每当我们受到威胁或侵害并因此感到不适而想要摆脱痛苦时，我们的身体都会做出反应——产生战斗或逃跑反应。这时，我们的脉搏会加快，肌肉的紧绷程度会增高。

　　在我们的研究中，对肌肉紧绷程度增高的研究当然是最重要的课题之一，因为它在引发关节炎和关节疼痛的间接因素与生物力学影响之间架起了一座桥梁。为了使这一关联更容易被理解，我们绘制了"疼痛湖泊图"（图4-12~图4-15）。

　　　　面对威胁，身体会感到压力和紧张感。如果这一状态持续，身体就会在某个时刻出现疼痛。

为什么"关节球"会在"疼痛湖泊"中上升？

在"疼痛湖泊"中，人体所有的关节都分别对应着一个在水中漂动的"关节球"。下面，就让我们以膝关节为例进行讲解。

如果膝关节周围的肌肉和筋膜处于健康状态，那么对应的"关节球"就会位于湖底（图4-13，位置1）。此时，膝关节能够完美地工作，即使有轻微的磨损，也可以快速自我修复。

如果人体缺乏运动，关节紧绷度增高，那么"关节球"的位置就会升高（位置2）。关节球的位置越高，关节的灵活性就越差，其磨损程度也就越高。但是，患者往往感受不到这个过程，因为紧绷度的变化是悄无声息的，是一点点增高的，患者会对此习以为常，并误以为自己的关节处于健康状态。

到了某个时刻，"关节球"会上升至接近"湖面"——疼痛边界的位置（位置3）。"手刹"这时被拉得相当紧[1]，此时，要想做出以前轻易就能做到的姿势会变得很吃力。很多人认为这是上了年纪的缘故，因为病情发展到这个阶段通常需要十余年的时间。

如果病情继续发展，"关节球"就会冲出"湖面"（位置4）。此时，由于关节磨损严重，已无法完成自我修复。

间接因素同时对所有关节产生影响

身体每个关节对应的"关节球"在"疼痛湖泊"中都有一个特定的位置。对现代人来说，他们很多关节对应的"关节球"都位于疼痛边界附近，尤其是腰椎关节、颈椎关节、膝关节和髋关节的"关节球"。

---

[1] 作者在这里以汽车手刹的拉紧程度来比喻关节的紧绷程度。当"关节球"上升至"湖面"附近，关节的紧绷程度也会大幅度提高。——译者注

　　当间接因素作用于人体时，人体会以肌肉、筋膜紧绷度增高的方式做出反应。该反应会导致全身所有关节的"关节球"向上移动相同的一小段距离。这就是直接因素和间接因素的区别：直接因素通常只会影响身体的某一部分，而间接因素会对整个身体产生影响。

　　由于腰椎关节和颈椎关节的"关节球"离疼痛边界最近，因此，在间接因素的作用下，它们将冲出边界。此时，患者会感到脖子痛或者背痛。

八、恶性循环：压力—过酸化—紧绷度增高—炎症

　　每当由基因设定的新陈代谢过程受到干扰，人体就会产生紧绷感、压力并出现过酸化的现象，进而导致炎症反应。

　　炎症反应意味着身体正处在自我治愈的过程中。以关节炎为例，当软骨发生磨损时，滑膜会通过发炎（分泌滑液）来为软骨组织的再生提供营养物质以进行自我修复。但由于间接因素会使软骨继续发生磨损，而这些因素又没有预先设定在人类基因中，所以关节始终无法完成自我修复。传统医学在治疗膝关节炎时，医生通常会反复地抽出患者关节中的积液，却不会思考积液从何而来以及是否有用。有些疗法甚至会使用放射性物质来彻底破坏滑膜，使其失去产生滑液的能力。如果是那样，关节就无法再被润滑，而关节软骨也无法再获取营养。

　　我们首先要区分的是由身体内部原因导致的炎症以及外部细菌或病毒入侵人体后导致的炎症。对后者来说，有时必须通过药物治疗或其他治疗手段来帮助人体免疫系统杀死病原体，这样才能终止炎症反应。

借助于这张带有底部和水位线的"疼痛湖泊图",我们可以直观地描述身体产生紧张和疼痛形成的过程。位于湖底的关节包围在健康和功能良好的肌肉和筋膜中。在疼痛边界处,由于肌肉和筋膜的紧绷程度过高,身体不得不用疼痛发出警告以保护自己。

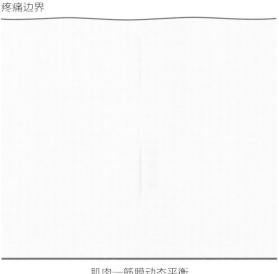

疼痛边界

肌肉—筋膜动态平衡

图4-12　疼痛湖泊图（1）

此图显示了各种紧绷程度下膝关节对应的"关节球"在"疼痛湖泊"中相应的位置。"关节球"越高,膝部周围肌肉和筋膜的紧绷程度就越高。

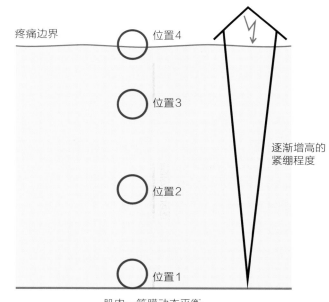

疼痛边界　　位置4

位置3

位置2

位置1

逐渐增高的紧绷程度

肌肉—筋膜动态平衡

图4-13　疼痛湖泊图（2）

不同"关节球"在"疼痛湖泊"中的分布大致符合人体的普遍实际情况。腰椎关节、颈椎关节、膝关节和髋关节周围的紧绷程度最高。

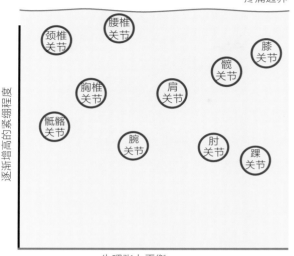

图4-14　疼痛湖泊图（3）

如果间接因素致使紧绷程度增高，那么身体中所有关节对应的"关节球"都会上升得更高。由于腰椎关节和颈椎关节最接近疼痛边界，因此身体会产生背痛和颈痛。相较于颈部，背部的痛感会更加强烈。

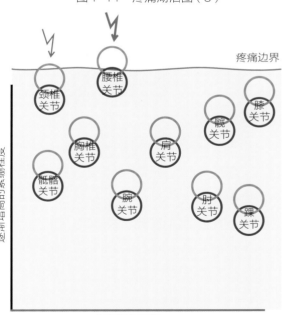

图4-15　疼痛湖泊图（4）

然而，由身体内部原因导致的炎症经常被误解。虽然传统医学界普遍承认，发炎是人体在维持或重建身体的完整性，但是人们通常还是会想方设法地与人体的这一功能抗争——终止炎症反应。但这么做并不会带来什么好处，因为这意味着，人体的自我修复工作遭到了强行终止。对疼痛问题来说，情况是一样的。虽然很多人都知道疼痛具有某种作用，但他们没有顺着这条思路继续思考下去，而把它当作一种必须被解决掉的疾病或症状来对待。

间接因素导致的炎症反应

间接因素也会导致炎症反应。不过，这类炎症与软骨、肌腱及其他组织产生的"修复性炎症"完全不同，后者通常和运动这样的直接因素有关。

而如果我们平时的营养状况较差，如摄入过少的维生素、矿物质、微量元素，或摄入过多的动物性蛋白质、糖类并食用过多的精加工食品，那么身体就需要进行修复，使酸碱度保持平衡并维持健康的状态。

如果我们持续感到压力大、害怕、压抑，或者人际关系出现了问题，那么我们的身体也需要进行修复，使酸碱度保持平衡并维持健康的状态。

如果我们长期接触有害物质或者长期受电磁雾的侵扰，又或者一整天都把手机放在耳边听电话，长期受到无线网络的辐射，那我们的身体也需要进行修复，使酸碱度保持平衡并维持健康的状态。

这样一来，身体的各个部位都会以发炎的形式进行自我修复。但是，这些修复工作会给运动系统带来负担，而且身体会产生越来越大的压力。而身体会怎样应对这样的状况呢？肌纤维疼痛综合征或许就是压力过大导致的结果。

炎症反应是如何被终止的？

炎症反应如果达到了修复人体的目的，就会自然终止。也就是说，如果人体的新陈代谢重新变得规律而稳定，或者需要修复的身体部位恢复了健康，那么炎症反应就不会再继续。以关节滑膜炎为例，如果关节软骨的磨损停止，且修复工作已完成，那么关节的炎症反应就会终止。

> 出现炎症反应说明身体正在自我修复。压力和不恰当的饮食会阻碍身体的自愈过程。

我们必须了解的是，过量摄入动物性蛋白质不仅会增高肌肉和筋膜的紧绷度，还会对关节的营养供给造成影响。温德教授发现，蛋白质贮积病[①]可能会使关节滑膜分泌滑液受到阻碍，进而导致营养物质无法进入细胞，代谢废物很难从关节囊中排出，关节软骨的修复工作会因此受到极大阻碍。

我们知道，肌腱发炎通常是由肌纤维过度使用、反复受到强烈牵拉所致，而由间接因素导致的炎症则是身体无法继续承受负面影响所致，身体在重新尝试以基因设定的方式开始工作。

如果我们通过传统医学手段来终止这些炎症反应，便会对人体的修复过程造成干扰。

---

① 蛋白质贮积病：因蛋白质摄入过多，多余的蛋白质沉积在细胞外基质中而导致的疾病。——编者注

疼痛和炎症真的是生病的表现吗？

医学界在对疼痛和炎症的诊断与治疗方面一直存在不同的意见。我想说的是，即使从传统医学的角度来解释，疼痛和炎症也不应被视为疾病，但是医生却总是将其作为疾病来治疗。每个人都知道疼痛是一种警告信号，既然如此，为什么还要去抑制疼痛呢？身体之所以会发炎，是为了保持或恢复理想的状态。这个道理所有人都明白，尤其是专业人士。然而，医生为什么还要用各种各样的方式来抑制炎症呢？一个可能的原因是，传统医学的从业者并不知道如何治愈炎症。

该如何解决关节疼痛的问题呢？这还需从根源着手，而引发疼痛最常见的原因就是肌肉和筋膜紧绷程度过高。只有解决了肌肉和筋膜紧绷程度过高的问题，身体才会自行消除疼痛，因为此时身体已没有必要再产生疼痛来发出警告了。而如果对疼痛采取抑制措施，则会使导致疼痛的原因继续存在，从而使身体反复产生疼痛以发出警告。久而久之，关节炎和关节磨损就会自然而然地出现。

该如何治愈关节炎呢？只需消除导致发炎的原因。在大多数情况下，发炎反应都表示身体正在自行修复，或者正在努力使新陈代谢恢复正常。等身体完成修复后，炎症自然就会终止。如果抑制炎症，身体就无法完成修复的过程，这会导致关节磨损反复出现，并使炎症反复发作。

九、关节炎的形成与磨损过程的逆转

我们在本章的开头已经讲过，人们通过重复某些错误的行为，在不知不觉中"训练"出了关节炎和关节疼痛。但是，我们也可以通过再次训练来修正我们的行为和习惯，从而摆脱关节炎和关节疼痛带来的困扰。在本章的最后，让我们再来总结一下。

恶性循环——关节炎和关节疼痛的产生

关节受到的压力越大，关节软骨表面承受的压力就越大。因此，关节运动就会受到越来越多的角度上的限制，关节中能被使用到的区域也会变得越来越小。慢慢地，这个越来越小的区域内会积聚越来越大的压力，使得关节在过大的摩擦力下受到磨损。一旦磨损达到身体无法自行修复的程度，身体就会产生疼痛以发出警告。同时，软骨也会因受到压迫而逐渐减少放松或者彻底僵化，最后整个软骨无法再吸收任何营养。此外，压力还会使关节囊的滑膜层逐渐失去分泌营养物质的功能，最终影响新陈代谢的正常运作。

良性循环——关节炎和关节疼痛的消失

如果我们能够采取相应的措施扭转这一局面，关节承受的压力就会逐渐减小，进而关节恢复到正常的生理状态。我们在运动时若能使关节在各个角度都得到使用，那么软骨的受力面积就会变大。如此一来，关节和软骨就能重新通过挤压和放松来吸收营养并排出代谢废物。只要关节的磨损程度降到正常的水平，大脑就不会再发出疼痛的信号了。

全面的应对策略

让我们从生物力学角度来看看这个问题。如果我们将肌肉和筋膜过高的紧绷程度迅速降到疼痛边界之下，那么关节软骨受到的压力就会减小，进而疼痛就会减轻甚至消失。但软骨修复是一个相对漫长的过程，因为营养物质的吸收很难达到理想的状态。充足的营养虽然不是软骨修复的必要条件，但是对提高修复质量、加速修复来说确有益处。

缺乏运动摧毁了我们的身体

在过去这些年里，我们发现越来越多的患者遇到了疼痛问题。虽然疼痛问题遍布全身，但多数都集中在和运动有关的部位。如今，人们试图从多学科的角度寻找治疗这种"流行病"的方法。因此，包括骨科医生、神经科医生、麻醉师、心理治疗师、物理治疗师和职能治疗师[①]在内的所有医务人员应该共同努力来完成这一仅凭单学科的力量无法达到的目标。但是，在这个过程中我们要考虑到一个事实，那就是关节炎的治疗难度极大，因为其成因是多种多样的。

但是，为治疗这种"流行病"所做的努力的结果是怎样的呢？多年来，由于疼痛患者不断增加，越来越多的药物被开发出来并应用到患者身上。脊柱融合术及人工关节置换术等外科手术已成为不可或缺的治疗手段。但最令我们担忧的是，如今，在德国的八年级（国内的初中二年级）学生中，3/4的学生都有头痛和偏头痛的情况，这实在令人难以置信。这说明，我们生活方式出现了越来越多的问题。

因此，我们一直致力研究身体的疼痛问题，尤其是运动器官的疼痛问题。关节炎、腰椎间盘突出症、感觉异常及活动受限等问题大多有一个共同的成因：肌肉和筋膜僵硬（因为我们的关节活动角度越来越小，我们使用脊柱的情况越来越少）。肌肉和筋膜僵硬的

---

① 职能治疗师：指拥有职能治疗专业技术并获得职能治疗师执照的人。职能治疗是借助
  "有目的性的活动"来治疗或协助生理、心理或社会活动上有障碍的人，使他们能获得最
  大程度的社会独立性。——编者注

感觉就好比穿着用热水洗过的羊毛衫，身体被包裹得很紧。长此以往，关节受到的摩擦力会越来越大。这些都会导致身体出现疼痛，使关节和脊柱承受过大的压力并引发骨骼和肌腱发炎（修复过程），最后使关节和脊柱周围肌肉内的血管承受过大的压力，进而阻碍淋巴循环。

第五章　破除迷思——常见问题的答案

　　我们关节的活动频率是怎样导致关节炎的呢？为何一些人患上了关节炎却不会感到疼痛？而为什么一些人虽然感到疼痛，却没有关节炎或其他关节疾病？高负荷运动又是如何对关节产生影响的呢？年龄、体重与基因究竟与关节炎有何种关联？人工关节为何会让人感到疼痛？

　　下面，我们将对这些问题和疑点做出回答和解释。这样你就能够对我们的理论有更清晰的认识了。

一、运动会对关节产生怎样的影响？

　　首先让我们来看看运动是怎样影响我们的关节的。我们在这里将运动分为两类，一类是无额外负荷的经常性运动，另一类是高负荷的经常性运动。这两类运动都有可能导致关节炎，但也并非绝对。

无额外负荷的经常性运动会对关节产生怎样的影响？

　　当人体在关节没有承受额外负荷的情况下积累了较多"运动里

程"时，关节会受到什么样的影响？当然，我们在这里讨论的是那些频繁使用关节的人，比如经常用到髋关节、膝关节及足关节的马拉松选手（或长跑选手）等累积赛程超过 100 km 的运动员，又或者是在每天的工作中都要用到肩关节和肘关节的机场地勤人员以及在练舞时需要用到全身关节的芭蕾舞演员。此外，整日操作鼠标或敲打键盘的办公族，以及经常连续使用掌指关节、腕掌关节及肘关节的钢琴家和专业鼓手也在讨论范围之内。这类人有一个共同的特点：都需要频繁地使用特定部位的关节，但关节在运动时承受的压力并不大。

那么，关节炎和关节疼痛是如何在这个过程中逐渐产生的呢？上述这类人所进行的运动只使用到了肌肉的一侧，也就是肌肉单边受力，这会导致肌肉受力不均衡，从而变得越来越紧绷，并且不断收缩。此外，筋膜也会逐渐粘连，变得越来越僵硬。这样一来，软骨承受的压力就会逐渐增大，导致身体产生警戒性疼痛。由于在运动时必须克服粘连的筋膜产生的拉力，肌肉承受的压力会大大增大，而软骨受到的磨损也将超过正常水平。此外，由于关节没有得到充分的使用，软骨没有受到充分的挤压而无法吸收充足的营养，因此最终会引发关节炎。另外，由于关节承受的压力过大、磨损不断加剧，发炎（自我修复）始终无法终止，肌肉的紧绷程度会在身体承受高强度工作的状态下进一步加重。如果此时间接因素介入，可能会使病情恶化。

高负荷的经常性运动会对关节产生怎样的影响？

现在，让我们来看看关节在必须承受较大压力时会产生怎样的变化。这些情况包括进行重竞技运动类的体育运动时或从事繁重的体力劳动（如需要做出铲、推、拉、举等动作的工作）时。人们由此认为，关节炎是由自己从事的运动和工作造成的。但我们不认同这种观点，因为我们知道，这类人只需要进行针对性的练习就可以让肌肉的受力保持平衡。即便工作非常辛苦，我们的练习也能让他们免受关节炎和关节疼痛的烦扰。

高负荷的经常性运动或无额外负荷的经常性运动都有可能引发关节炎和关节疼痛，而且原理相似。区别在于，在前一种情况下，关节承受的压力较大，运动重复的次数较少；而在后一种情况下，关节承受的压力较小，运动重复的次数较多。两种情况对关节软骨的影响差别不大，但由于关节都没有得到充分的使用，肌肉和筋膜的紧绷程度都会增高。根据我们的理论，肌肉受力不平衡的状态会引发关节炎和关节疼痛。此外，关节承受的压力过大还会影响软骨细胞代谢，造成软骨损伤。在这种情况下，间接因素的介入会使症状恶化。

> 我们的经验表明，即使进行高负荷的经常性运动，也不一定会患上关节炎。

为什么繁重的体力劳动不会引发关节炎或关节疼痛？

根据人类的基因设定值，我们是能够适应繁重的体力劳动的。我们的关节以及带动关节运动的肌肉等身体部件本身是被设计得非常完美的，但如果我们长时间不进行锻炼，又突然做出举重物之类的动作，那么肌肉便会出现酸痛。但是，经过一定时间的训练，肌肉又会变得有力。对身体来说，繁重的体力劳动不是问题，它可以根据其能承受的极限负担自行做出调整。但是，人体的运动系统却无法适应基因设定中没有的反作用力。例如，如果关节头和关节窝之间的滚动活动出现了异常，肌肉就会对软骨产生反作用力，这种因筋膜粘连且僵硬而产生反作用力的状态就如同发动机锈蚀了一般，而这是人类基因所无法预见的。如果我们强硬地与这一反作用力对抗，那么额外产生的力量就会加重软骨的负担，进而导致软骨磨损，最终引发关节炎与关节疼痛。

为什么有人患了关节炎，却没有感到关节疼痛？

在一些偶然情况下，关节受到的压力增大，警戒性疼痛却并未被触发，这是因为身体的疼痛警报系统没有感知到增大的压力，因为该系统实际上是为肌肉或骨骼出现受伤的情况而设计的。而在受伤的情况下，肌肉与筋膜之间的对抗拉力无法达到平衡，关节在某一方向上承受的压力越来越大，所以引发警戒性疼痛。

关节的受力不均会导致承重较小的那部分软骨营养吸收不足，而承重较大的那部分软骨则会因为筋膜紧绷程度升高而受到过度磨损。在这种情况下，间接因素随时都有可能使情况恶化。

为什么有人未患关节炎，却还是会感到关节疼痛？

当关节单侧肌肉与筋膜的紧绷程度增高且软骨承受的压力增大时，身体的警戒性疼痛就会被触发。我们认为，在这种情况下，即便患者尚未被确诊为关节炎，也至少有轻度的关节问题。这种情况其实很常见，因为人们往往会忽视关节疼痛，在症状轻微之时任其发展，而不是选择去医院就诊。或者也可能是因为软骨的磨损程度还不足以引发明显的痛感，或身体的整体状态（新陈代谢）良好，营养因素及其他间接因素都发挥着积极的作用，使得滑膜在关节承受较大压力的情况下仍然能够产生足够的滑液。

即使没有关节磨损，肌肉和筋膜紧绷也会导致关节疼痛

按照传统医学的理论，由关节炎导致的关节磨损是疼痛的必要条件，然而事实并非如此。由于软骨本身不会出现疼痛，因此人们推断，软骨摩擦脱落的颗粒会使关节囊的滑膜层发炎，从而引发疼痛。按照这一理论，如果关节没有发炎或出现其他结构性损伤，那么关节就不会出现疼痛。

然而，我们的研究发现，关节周围的肌肉和筋膜紧绷也可以引发疼痛，这就表明关节磨损不是引发疼痛的唯一原因。我们的研究一直都是建立在实践经验的基础上进行的，也就是说，我们的方法的确能够在短时间内帮助患者摆脱疼痛的困扰，即使是患者的软骨已经磨损了而且引发了炎症。由此，我们推断，关节炎不应该是引发关节疼痛的唯一原因，因为发炎是无法很快通过自然的方式被终止的。

二、身体活动严重不足会产生怎样的影响？

身体活动严重不足是什么意思？也就是经常站着、坐着、躺着。不管哪种情况，都有一些关节长时间处于几乎一动不动的状态。一些人在工作中总是保持着同样的姿势，如飞行员、长途汽车司机、公交车司机、出纳员等。不过，我们在这里只讨论每类人身上那些

活动严重不足的关节部位。就拿每天需要坐着工作的电脑工作者来说，他们的髋关节、膝关节和足关节很少活动，但是手部关节的活动强度却很高，因此电脑工作者的腕掌关节和掌指关节就不在我们的考量范围之内。

此外，这些很少被使用到的关节部位由于活动不足，细胞代谢的速度会急剧下降，细胞很难摄取到足够的营养，代谢废物也会越积越多。

> 人生来就需要运动，长期缺乏运动会引发疾病。

在身体活动不足的情况下，关节炎和关节疼痛是怎样产生的？

关节炎在这种情况下是怎样产生的？你可能会认为，长期不活动的关节由于没有承受压力和产生损耗，应当不会出现问题。然而，事实恰恰相反，缺乏活动反而会对关节造成损害。与经常运动的人相比，缺乏运动的人关节的情况不仅没有更好，反而更糟。由于活动不足，部分软骨会持续受到挤压，而剩余的部分软骨则不会承受任何压力。持续承受压力的这部分软骨无法吸收任何营养，也无法排出任何代谢废物。我们认为，正常的软骨活动就好比呼吸一样（是一呼一吸交替进行的），是承压和放松交替进行的，而若只进行这两种活动中的一种，关节就会因为缺乏营养而逐渐退化以致无法正常工作，因为软骨的营养吸收活动要靠其不断地受到挤压和放松才能进行。

现在，让我们来看看肌肉在极其缺乏活动时的状态。和其他因素相比，缺乏运动可能是导致肌肉和筋膜紧绷和僵硬的最大诱因。

久站和久坐便是一个很好的例子。当我们长时间站立时，大腿的肌肉会紧缩；当我们长时间坐着时，髋部肌肉和小腿外侧肌肉会紧缩。这两种情况都有可能引发髋关节炎和膝关节炎。

而人最常做的姿势就是坐着或站着（小步来回走动和站着几乎没有区别），这恰恰极易引发关节炎。另外，间接因素的介入也可能会使症状加重（或减轻）。

关节炎基本不会放过身体活动不足的人

关节负荷过大只是有可能会引发关节炎，并非绝对。但是，完全不运动则一定会引发关节炎。因此，如果你被诊断出关节炎，那说明你过度"爱惜"身体了。因为如果长时间不运动，关节软骨就会因为缺乏运动而产生磨损，同时，肌肉、筋膜及关节等也会逐渐退化。要知道，我们的身体是由无数可以繁殖的细胞组成的，过度"爱惜"身体就等于为关节炎敞开了大门。

在身体活动不足的情况下，为何有人患了关节炎，却没有感到疼痛？

有些人因长期不运动而患上了关节炎，却没有感到疼痛，这是怎么一回事？在这种情况下，关节炎当然也是由不运动导致的，只不过患者可能碰巧经常做一些动作，这些动作在一定程度上抵消了久坐或久站带来的负面影响。例如，某位患者养了一只小狗，他需要每天时不时地蹲下喂小狗吃东西，而这个动作正好降低了身体的紧绷程度，从而避免了疼痛的产生。

因此，我们想预先为你提供一些有用的信息：通过做我们研发的疗效显著的 L&B 练习，你只需每天花15分钟就能长久地摆脱痛苦。不过，如果你像上文提到的那样，碰巧做了某些能够缓解关节问题的运动，你也不会感到疼痛。虽然这完全是你的运气，但也确实有效。不过，这是否是真正的运气仍然值得讨论，因为从长远来看，这或许是一种糟糕的"运气"，因为人们会因此忽视关节炎，使其进一步恶化。我们希望你能明白，其实只要掌握了正确的锻炼方法，我们是完全可以用相对较少的精力来彻底摆脱关节炎和关节疼痛的。

在身体活动不足的情况下，为何有人感到了疼痛，却并未被诊断出关节炎？

有些患者因为不运动而感到身体疼痛，但是却并没有患上关节炎，为什么会这样？这些患者的身体之所以会感到疼痛，是因为肌肉和筋膜一侧的紧绷程度增高了。在这种情况下，关节炎的出现只是时间问题，又或者是关节炎其实已经出现了，只是尚未被发现。毕竟，如果关节软骨长期缺乏营养，就会不可避免地持续退化并产生磨损。

三、体重超重和关节炎之间有怎样的关联？

人们很容易想当然地把体重超重和关节炎联系在一起（相互影响），部分研究显示，肥胖症患者患关节炎和出现关节疼痛的概率是健康人的三倍，而超重的人患关节炎的概率则是健康人的两倍。因此，这类研究旨在证明，体重过大是一项导致关节压力过大的危险因素。

超重的人与体重正常的人拥有完全不同的运动习惯，因此他们肌肉与筋膜的拉力也会更大，然而这一点并没有引起研究人员的重视。人们往往只会在已知的结果中寻找原因，从而忽视了真正的原因。

不幸的是，超重的人通常会从下面这类研究结果中得出错误的结论："我之所以会患关节炎并感到疼痛，是因为我太胖了。"然而，这种观点是完全错误的，而且会令患者丧失希望，让他们误以为只要不减重就无法摆脱关节疼痛。这意味着他们可能要花数月或者数年的时间才能结束痛苦。而且，这也会为患者带来更大的心理压力，而不良的情绪又会反过来加剧身体的疼痛。我们已经治愈了很多超重的关节炎患者，因此能够负责任地告诉你：关节炎的治疗不会因为过高的体重而变得更加棘手，因为由超重引起的关节压力增大并不会对关节炎的发病产生显著的影响。

为什么超重的人和体重正常的人相比更容易患关节炎和出现关节疼痛？

那么，超重的人更容易患关节炎和出现关节疼痛的真正原因是什么？简言之，一个人体重越高，他的活动量较体重正常的人而言就越少。另外，超重的人在运动时关节的活动显然也会受到更大的限制。这并非什么难以理解的事情，毕竟肌肉和筋膜的反作用力已经使患者"步履维艰"了，如果这时关节需要承受的压力又大了一些，谁还会想要运动呢？

如果你属于超重的群体，也不必因为关节炎和关节疼痛的问题而感到过分担心。无论是关节炎还是关节疼痛，都很容易找到解决的办法。当然，我们并不反对你进行减重，毕竟瘦下来会使你的生活更加轻松。如果你想减重，那么本书提供的饮食建议将对你颇有助益。恰当的营养摄入不仅能够帮助你减轻疼痛、消除关节炎并重建软骨，还能够帮你减去多余的体重，可谓一举多得。这样一来，你便能走出恶性循环，进入良性循环。这时，你的新陈代谢将会得到改善，身体也会开始吸收迫切所需的重要营养物质，进而促使软骨和关节其他部位修复再生。随着关节疼痛的逐渐减轻，运动会变得更加轻松，你整体上会变得更加健康，生活也会焕然一新。这听起来是不是很棒？

四、年龄增大和关节炎之间有怎样的关联？

仅仅因为关节炎的患病率会随着年龄增大而升高，传统医学便将年龄增大认定为导致关节炎的首要因素。其实我们在讨论体重对关节炎的影响时就已经对这个问题做出了回答：关节炎和关节疼痛之所以增多，并不是因为年龄的增长，而是因为随着年龄的增长，我们的关节活动受到越来越多的限制，肌肉和筋膜的紧绷程度也随之加重。

如果你已经年过六旬甚至七旬，你就一定清楚我们在说什么。大多到了这个岁数的人，浑身上下都好像生了锈一般，行动越来越困难。这是关节活动长年累月受到限制的结果，而关节炎和关节疼痛就是关节活动受限的"产物"。

可以说，即便是年轻人也有可能患上关节炎，而有些老年人却不会。虽然有关节炎和关节疼痛的年轻人仍占少数，但在过去的几年间已经出现了越来越多的例外。请你回想一下我们在本书一开始讨论的"老年糖尿病"，情况是一样的。你想想看，为什么现在约1/3八岁以下的儿童都有背痛的问题？为什么75%的初中二年级学生都在抱怨头痛和偏头痛的问题？

为什么即使是年纪很大的人也不一定会有关节炎和关节疼痛的问题？

那么，如何才能避免在年老时遇到关节炎和关节疼痛的问题呢？答案是，我们应该终生保持运动的习惯，并且要保证运动尽可能多种多样，这样才能让关节得到充分的使用。

彼得拉经常观察到，退休的体育教练在年老时往往不会遇到关节炎和关节疼痛的问题。他们一辈子都在做各种各样的运动，如球类运动、艺术体操等，总之，运动的种类和形式十分多样，而这很可能就是他们能够保持关节健康的原因。然而，按照传统医学的解释，如果一个人一辈子都在大量地使用关节，应当会遇到关节炎和关节疼痛的问题才对。

如果你已经年过七旬，而且已经出现了关节炎和关节疼痛的问题，那也不必担心，罗兰的母亲鲁特就是一个活生生的例子。她以亲身经历证明，即使是90岁以上的老年人，治愈关节炎也是有可能的。她在70岁那年装上了一只人工髋关节，之后便开始按照我们提供的方法进行练习。如今，她已彻底摆脱了关节炎和关节疼痛问题，可以自如地行动了。

> 年龄增大不是导致行动受限的原因，缺乏运动导致的关节炎和关节疼痛随时都可以通过适当的练习得到缓解。

五、关节炎会导致疼痛吗？

现在，通过我们的解释，你可以清楚地认识到，如果一个人患了关节炎，那么他只是有可能会感到关节疼痛，并非绝对。反之，如果一个人没有患关节炎，那么他也有可能会感到关节疼痛。传统医学常常无法对第二种情况做出令人信服的解释，在这种情况下，纤维肌痛综合征、软组织风湿症、疼痛记忆和慢性疼痛等名词便被"创造"出来了。在传统医学中，每当有原因不明的健康问题出现，这些名词就会被派上用场——被当作"病因"。如果这些名词也无法解释，那么心理因素往往会被当作最后的"病因"。心理因素确实会引发疼痛，但其产生影响的方式与传统医学通常认为的完全不同，这一点我们已经在前面的章节中讨论过了。

> 传统医学总会把原因不明的健康问题归因于心理因素。

"疼痛记忆"也完全是谬误？

我们想简单地解释一下，为什么所谓的"疼痛记忆"完全是一种谬误。我们在前面的章节中已经对这种理论做出了解释，但是没有证据证明这种能够"习得"疼痛的记忆是存在的，并且能够在引发疼痛的原因消失后还继续折磨患者。研究已经证实，那些曾经饱受疼痛折磨的患者的大脑神经已经发生了变化。人们由此推断，疼痛在这些患者身上已经变成了一种"慢性疾病"：即便身体不再有任何异常，大脑也会发出疼痛的信号。

除此之外，似乎没有任何理论能够解释为什么身体会无缘无故地出现疼痛了。但在我们看来，这个传统医学所面临的问题与"先有鸡还是先有蛋"的问题一样。根据上述逻辑，如果患者的痛感强烈，那么疼痛就会引起大脑神经的变化。但如果患者的大脑神经没有发生变化，那么这种剧烈的痛感就无法得到合理的解释了。

此外，我们的疗法也证明了"疼痛记忆"是一种谬误，因为我们证明了大家认为的"慢性疾病"其实不是真正的慢性疾病，通过采用我们的疗法，患者摆脱了折磨他们数年甚至数十年的疼痛问题，大脑神经也逐渐恢复了原状。虽然这样的说法并不精准，但却很容易理解：我们的疗法删除了患者大脑中的"疼痛记忆"，也就是大脑中可以引起肌肉高度紧绷的程序。

六、为什么人工关节仍会导致疼痛？

这是一个相当棘手的问题，毕竟传统医学也无法解释人工关节究竟为何仍会导致令人无法忍受的疼痛。通过进行人工关节置换术，关节软骨和磨损的骨头都已经被拿掉了，因而软骨磨损、滑膜炎等问题也都不复存在了，但是疼痛却为何没有消失？

我们的理论在这里仍然派得上用场。这是因为，在进行了人工关节置换术之后，患者的筋膜仍然像以前一样粘连在一起，肌肉也像之前一样紧绷。所以，即便是手术之后，部分患者仍然会和以前一样感到关节疼痛。

至于为什么这种情况比较少见，为什么大多数患者在安装了人工关节后没有感觉到或者没有明显感觉到疼痛，我们将在后面进行详细解释。

七、基因和关节炎之间有怎样的关联？

当我们在进行培训时，有些参与者提出了关节炎有可能是遗传病的观点。这或许是因为他们本人遇到了这种情况，也或许是因为他们的亲戚或朋友出现了这样的情况。我们对这个问题依然持不同的看法。在前面的章节中，我们已经谈到过相关的问题。借助表观遗传学的相关知识，我们能够对关节炎的致病基因进行控制。

假设你的筋膜天生较为薄弱，你的父母都患有关节疾病并且因此行动不便，你也非常担心自己会遇到同样的问题或者已经察觉到了此种迹象，那么你会怎么做？你是否会消极面对，听天由命？

请一定不要感到绝望，请相信，只要你遵循本书的建议，你便从我们手中接过了对抗关节炎最强大的武器。

假设你有一个朋友，他拥有良好的基因，他的父母或其他家人从未有过关节炎或关节疼痛的问题，但如果这个朋友和今天的大多数人一样缺乏运动，那么关节炎和关节疼痛很快就会找上他。肌肉和筋膜产生的影响是巨大的：如果肌肉和筋膜受到了正确的训练，此种影响便是正面的；但如果人们按照当今普遍的生活方式对肌肉和筋膜进行了错误的使用，那么此种影响便是负面的。

***

我们将在第六章中探讨如何评估传统医学的治疗手段，我们向你保证，这会是非常有趣的一部分内容。

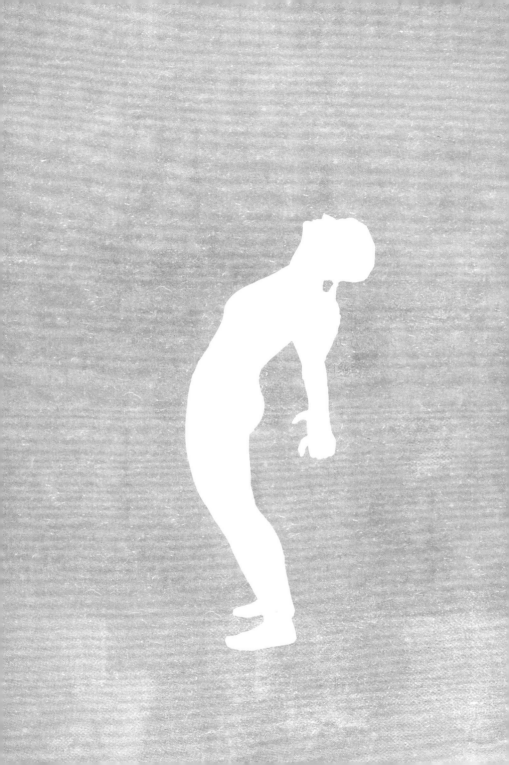

第六章　传统医学中常见的关节炎治疗方法

在本章中，我们将借助前面几章的内容，就当今传统医学中常见的几种关节炎治疗方法进行深入的探讨。在了解了这些治疗方法的错误之处后，我们便能够破除迷思，同时对其进行纠正。

一、传统医学的非药物疗法

传统医学中的非药物疗法包括物理疗法、职能治疗以及辅助器具协助治疗法。其中，物理疗法包括传统的运动疗法、水中运动疗法、行走训练及等距训练。物理治疗师对关节炎的理解与医生相同，他们也认为这是衰老的自然结果，而且关节疼痛也属于正常现象。

非药物疗法有怎样的效果？

非药物疗法对缓解疼痛的作用微乎其微，令很多患者大失所望。而许多患者在第一次接受我们的整骨治疗之后，疼痛便得到了显著的缓解，他们因此感到无比惊讶。要知道，他们中的许多人此前每周都要接受一次甚至多次物理治疗或整骨治疗（传统医学的整骨治疗与我们的整骨治疗不同），然而即使坚持了数年，病情也并未得到明显缓解。而我们的疗法以显著的疗效证明，只要患者持续接受我们的整骨治疗并坚持进行 L&B 练习，就能够长久地摆脱疼痛。

其实，对拥有丰富实操经验的物理治疗师和整骨治疗师来说，学习我们的治疗方法并非难事，而且很容易就能取得成功。很多在我们这里接受培训的物理治疗师或整骨治疗师都说过，他们早就应该意识到，肯定存在某种可以治疗关节炎和关节疼痛的方法，只不过这种方法并非常规手段。

水中运动疗法和行走训练基本上不会起到明显的作用，但也不会对人体造成太大伤害。然而等距训练对人体造成的伤害则较大，因为患者的肌肉和筋膜已经因为关节炎和关节疼痛变得过于紧绷，若再向其施加更大的压力，只会适得其反。

热敷、冰敷、电疗、针灸、超音波疗法、按摩、水疗及浴疗等物理疗法都能够起到缓解疼痛的作用，但却无法解决大脑引起的肌肉和筋膜紧绷程度增高的问题。如果患者在接受上述治疗后没有进行适当的自主练习以巩固成果，疗效就会大打折扣。热敷和按摩在短时间内能够较好地缓解疼痛，但效果只是表面的，它们依然无法删除大脑中导致肌肉紧绷的程序。至于疗效通常十分显著的针灸，则无法解决筋膜粘连的问题。

职能治疗师会为患者提供保护关节的辅助器具，虽然这能让他们的日常生活更加便捷，但这些辅助器具却无法解决关节炎和关节疼痛的问题。此外，矫形器、矫正鞋、关节固定器以及矫形鞋垫等辅助器具还会导致身体结构退化。过度保护和支撑会让身体变得越来越虚弱。当然，如果患者的关节已经严重磨损且无法继续行走，那么使用辅助器具是很有必要的。然而，大多数患者总会过早地采取此类措施，这样就无法从根本上解决关节炎和关节疼痛的问题，也就无法实现行动自如的目标了。

> 非药物疗法能在一定程度上缓解疼痛，却无法彻底消除疼痛。

二、药物疗法的利与弊

常见的治疗关节炎的药物有三类：止痛药、促进软骨再生的药物和激素。

止痛药

首先需要声明的是，短期服用止痛药不会产生任何问题。有些患者长期服用止痛药是出于不得已，而有些这样的患者则是因为还不知道即使不借助药物也能自行缓解症状，或是不知道能在我们培训的医生、民俗疗法治疗师与各种类型的治疗师的帮助下摆脱疼痛。简言之，服用止痛药应当是患者在接受有效治疗前暂时使用的方法，而非长期使用的方法。

然而，明白这一道理的人是少之又少的。传统医生通常认定，由于关节炎和关节疼痛无法被治愈，而且两者之间存在着密切的关联，所以患者除了忍受别无他法。即便是那些想尽量少为患者开具止痛药的医生，他们在了解我们的疗法之前，也只能选择妥协。当今，能够使患者缓解疼痛的黄金法则便是长期服用阿片类止痛药。

　　请你回想一下我们之前对疼痛的形成给出的解释。在大多数情况下，身体之所以会产生警戒性疼痛，是因为关节的磨损程度超过了人体自我修复的能力。一旦警戒性疼痛受到抑制，症状就会进一步恶化，警戒性疼痛所预警的情况就会发生。简言之，无论你是刚开始服用止痛药，还是已经服用了很长时间，止痛药都只会使关节磨损的程度加剧。因此，我们才说，短期服用止痛药对人体产生的危害较小，而长期服用（以年来计算）则对人体相当有害。

　　根据传统医学的观点，服用止痛药可以让患者进行一定的活动，从而促使关节软骨吸收更多的营养，然而我们并不认同这一观点。如果患者没有改变错误的运动习惯，依然只做肌肉单边受力的运动，那么情况只会变得更糟。这会让患者走进我们之前所说的"死胡同"：如果服用止痛药并继续保持错误的运动习惯，关节软骨便会因为承压过高而进一步磨损；如果不服用止痛药且不做运动，关节软骨又会因为营养吸收不足而退化。

　　用药物治疗关节炎的第一步便是使用止痛药、镇痛药及抗炎药。除了止痛药产生的上述影响之外，这类药物还会对肠胃与心血管系统产生副作用。为了减轻此类药物对肠胃的不良影响，患者还需服用胃药，而胃药又具有其他副作用。若患者有更好的选择，应当尽可能避免陷入这种恶性循环，毕竟关节炎和关节疼痛已经让患者吃尽了苦头。

> 止痛药确实能在短期内缓解疼痛，但是不适合长期服用。

发炎的意义和作用

首先让我们回顾一下前面讲过的一个知识点。我们曾经讲过，发炎能够消除组织中的病菌、异物与细胞残屑，促进伤口愈合，维持身体的完整性。但是传统医学则认为，不符合该目标的发炎反应必须要通过药物进行抑制。

毫无疑问，发炎反应旨在保护我们身体的完整性，对关节来说当然也是如此。也就是说，关节的发炎是人体对关节头、关节窝、关节软骨或关节其他部分的修复。在此过程中，人体的新陈代谢速度会加快，体温会升高，关节腔中的滑液会被存储起来以使软骨获取必要的营养物质，进而清除坏死的软骨细胞，因此，关节相应的部位才会变得肿胀。这意味着修复的过程已经开始，然而，传统治疗方法却是用药物去终止这一过程，这不是违背了治疗的目的吗？

传统医学将关节炎看作"不符合目标的发炎反应"，然而，又有谁能够判断出关节的发炎究竟是有益的还是无益的呢？传统医学之所以断定关节的发炎是毫无益处的，或许是因为发炎久久无法终止。但是我们知道，发炎无法终止是因为关节软骨承受的压力过大并且持续受到磨损。因此，我们认为，与其用药物手段干预这种被误解的发炎反应，还不如创造条件助其完成修复关节的过程。

在用药物治疗关节炎的第二阶段和第三阶段，医生会为患者开具药效更强的阿片类止痛药。众所周知，这类药物具有很大的副作用，会使人成瘾，并且会引起便秘、恶心和疲劳等不良反应。此外，常有患者反应，他们的思考能力也会因此受到影响，而且经常会有虚弱无力、心绪不宁的感觉，甚至陷入抑郁。

很多止痛药都需要严格控制用量。因为长期服药的患者身体会逐渐对药物产生耐药性。在这种情况下，即使患者已经服用了高剂量的药物，也仍然会感受到强烈的疼痛，所以他们不得不在无法忍受的时候装上镇痛泵，然而镇痛泵只能对疼痛起到暂时的缓解作用，因为身体仍在不断地产生越来越强烈的警戒性疼痛。

许多止痛药在长期使用过程中都需要不断地加大剂量。

促进软骨再生的药物

除了这些止痛药，医生还会使用其他一些能够长期发挥作用的药物，比如氨基葡萄糖或者透明质酸。这些药物能够为软骨提供营养，促进软骨再生，但其功效仍有争议。不过，我们依然认为这些药物是能够发挥一定作用的，但前提是软骨修复所需的条件都必须得到满足。如果软骨仍然承受着过大的压力，那么这类药物所产生的作用就要减弱许多。因为在这种情况下，软骨再次发生磨损只是时间问题。

激素

使用糖皮质激素是医生最后会用到的方法。这种激素具有抗炎和免疫抑制的作用，会对人体产生多方面的影响。而我们已经反复强调过，抑制发炎反应是毫无意义的。激素所能达到的缓解疼痛和改善行动能力的效果只能持续短短几周，而且具有许多副作用（如使软骨退化）。基于以上原因，这种药物一年最多只能使用四次。使用激素往往是诸多治疗手段中的下下策。

例如，常见的类固醇激素——氢化可的松就具有较大的副作用，因此仅能在特殊情况下作短期使用。这种激素会导致吞噬细胞功能受阻、骨质疏松加剧、大脑受损、软骨退化加速，还会消耗人体中的蛋白质。此外，长期服用激素还有可能导致结缔组织"软化"，进而引起肌腱撕裂。

三、常见关节手术

常见关节手术包括关节镜手术、关节表面置换术等。

关节镜手术

在关节镜手术中，医生会将一个探测装置（关节镜）通过很小的切口插入患者的关节腔内，以此进行诊断或治疗。关节镜手术是一种微创手术，不会对关节、肌肉、筋膜和其他身体组织造成太大损伤。然而最新研究表明，关节镜手术对治疗关节炎所起到的作用其实非常有限，有时候与其大动干戈地进行手术，还不如不做。而诸如关节清理术、磨平软骨、去除骨质增生等治疗方法虽然能够缓解关节疼痛并改善关节功能，但其效果只能维持较短的时间，因此性价比较低。此外，我们认为，在进行以上一些手术时，必须谨慎控制磨去的软骨的体积，否则会影响身体的自我修复能力。

> 最新研究表明，受到广泛欢迎的关节镜手术对膝关节炎的治疗作用非常有限。

刺激软骨再生的手术

钻孔减压术、微骨折手术等也可以借助关节镜完成。在这类手术中，骨头会被钻出小孔或被磨掉一部分以刺激软骨细胞再生，以便身体能够生成新的纤维软骨。但我们认为，这种新的纤维软骨是无法长期使用的，现实中也确实出现过这种情况。然而人们还是认为，纤维软骨无法长期使用是因为它的的承受力和抵抗力本就不如软骨。这确实是原因之一，但在我们看来，纤维软骨的耐用性较差主要是因为肌肉和筋膜的紧绷程度仍然过高。若能将此类治疗手段同我们的治疗方法结合在一起使用，疗效将会非常显著，因为关节腔内的压力若能恢复正常，必定会对治疗产生积极的作用。

关节表面置换术

关节表面置换术有很多不同的治疗方法，例如对软骨及骨头的健康的一侧进行打磨，以平衡被磨损的一侧，或者将软骨取出，为其补充充足的养分后再装回，这种方法甚至能够刺激透明质酸再生，而再生的透明质酸能够维持更长时间的活性，进而促进软骨再生。不过我们认为，要想让新的软骨顺利生成，还是得结合我们的治疗方法。

截骨手术

要治疗所谓的继发性关节炎或解决传统医学无法找到原因的关节疼痛问题，则需要通过截骨手术进行治疗。继发性关节炎由骨关节错位及关节压力增大所致，如果膝关节出现了这种问题，患者的腿就会变成 X 型或者 O 型。在截骨手术中，医生会将患者靠近关节的部分骨头截掉，以改变软骨与关节面的角度，使承压过高的部分软骨释放一定的压力。

我们强烈建议你不要采取这种干预措施，因为这最终会使关节变得歪斜。我们观察到，有些患者在接受截骨手术大约一年之后，身体又完全变回了之前的状态（如 X 型或 O 型腿）。我们对此并不感到意外，因为骨头总是会根据其所承受的压力不断地调整自身的位置。请你不要忘了，关节位置的改变也会影响肌肉和筋膜拉力的方向。

不借助外科手术能让患有重度关节炎的 O 型腿恢复正常吗？

我们对关节炎和 O 型腿的问题有一套自己的见解。我们曾经治愈过一名患者，她本人是一名物理治疗师，但却有IV级关节炎[①]和严重的关节疼痛问题。经过第一次治疗，这名患者的关节疼痛较之前便有所减轻。一开始，这种情况令她难以理解，因为传统医学理论告诉她，关节疼痛应当是由关节炎导致的。但经过几次治疗，她便意识到事实并非如此，然后开始积极地按照我们的方法做练习。然而，她的关节疼痛问题每隔两三个月就会再次出现。我们每次都会为她复诊，而且总能很快地解决问题。但我们还是有些惊讶，因为之前还没有遇到过疼痛问题这样频繁复发的情况。所幸每次治疗之后，患者的疼痛都会消失。

经过一年多的治疗，某一天，这名患者相当激动地找到了我们。她说，她的丈夫和在她一起慢跑时发现，她的腿型已经从 O 型恢复

---

① 目前我国采用的是类风湿关节炎功能分类标准（ARA 标准）。Ⅰ级：功能状态完好，日常活动不受限制；Ⅱ级：能从事正常活动，但有一个或多个关节活动受限或不适；Ⅲ级：关节明显活动受限，只能胜任一小部分或完全不能胜任一般职业性任务，或不能很好地照料自己；Ⅳ级：基本或完全丧失活动能力，患者被迫卧床或坐在轮椅上，生活基本不能自理。——译者注

了正常。她欣喜极了，回家后立马检查自己的双腿，发现之前相距11厘米的两个膝盖现在已经可以完全并拢了。此前她一直没有留意自己腿型的变化，我们也没有留意，因为我们把注意力全都放在治疗疼痛上了。现在，她已经彻底解决了 O 型腿的问题。

> 整骨疗法会对肌肉和关节产生深远的影响，甚至能够矫正 O型腿。

对此只有一种合理的解释——我们在每一次治疗中通过整骨疗法缓解了患者由大脑引起的肌肉的紧绷状态，从而使患者迅速地缓解了疼痛。治疗过后，这名患者又坚持按照我们的方法进行练习，使筋膜逐渐放松并恢复到了正常状态，所以她关节的位置慢慢得到了矫正，双腿也一点点地变得笔直。我们无法保证每个人都能如此幸运，但我们相信，这样的案例一定还有很多。

整骨疗法能够影响疼痛根源——大脑

整骨疗法是一种能够直击关节炎和关节疼痛根源的疗法：通过对骨头施加压力，我们能够使患者过高的肌肉紧绷程度恢复正常。这种压力能够"接通"大脑中发出警戒性疼痛信号的"感受器"，也就是感觉神经末梢。你可以将感觉神经末梢视为一个电灯开关，疼痛就相当于电流。开关关闭后，大脑引起的肌肉过度紧绷就会被消除，关节软骨承受的压力也会随之减小，此讯息传达至感知疼痛的脑部区域后，疼痛就会减轻或被完全消除。

与单纯治疗肌肉、肌腱和筋膜的方法相比，直接消除大脑中引起肌肉过度紧绷的源头更加有效且彻底。利用激痛点进行治疗的治疗师会通过释放肌肉激痛点的压力来缓解患者肌肉的疼痛，但其效果只是暂时的，因为大脑控制肌肉紧绷程度的"开关"仍然存在。由于我们的疗法能够直接影响下达指令的大脑，所以能够更加直接地消除疼痛。这也就解释了为什么整骨疗法在首次使用后就能获得较好的效果。当然，要想维持良好的疗效，患者还必须持续做辅助练习，并彻底改掉之前错误的运动习惯。

四、人工关节

我们在本书开头已经详尽地讨论过人工关节的问题了。很多人都认为装上人工关节是关节炎患者不可逃避的命运，甚至有很多医生、民俗疗法治疗师和物理治疗师也都认同这种观点——只要到了一定的年纪，就一定会遇到关节炎的问题。但你现在已经知道了，事实并非如此。

人工关节是否真的是一种"新的关节"？

安装了人工关节的患者常常会说，他们拥有了"新的关节"。这个说法听起来虽然不错，但是不够恰当。大多数人认为，更换关节就像更换汽车的车轮轴承——拧下螺丝，把旧的轴承换成新的，然后再仔细地把所有零件都装好。但手术中的操作其实并不是这样的。如果你正在考虑要不要做这样的手术，那么了解手术的相关信息能够帮助你做出正确的决定。这种治疗方式听上去似乎十分简单，但其实会对身体的结构造成严重的损害。

让我们继续聊聊"新的关节"这个说法。我们必须遗憾地告诉你，根本不存在什么"新的关节"。即便是再好的人工关节，也比不上人体自身的关节。我们的意思是，人工关节的性能只能尽可能地接近人体自身关节的性能，但它不能够代替经过了数百万年进化的人体自身关节。我们不禁想问，人们是怎么想到要用一个由金属、塑料或陶瓷制成的坚硬关节去代替原本富有弹性的人体自身关节的？对我们来说，这件事根本就是错误的，因为这样的假关节在运动时会对骨头造成直接的冲击，而在这种情况下，患者又怎么能够达到放松肌肉的目的呢？

什么时候才应该安装人工关节？

目前，很多关节都能用人工关节替代，比如髋关节、膝关节、肩关节、肘关节、踝关节及掌指关节。无论哪种关节，都可以只更换关节头或关节窝，或者两者同时更换。

尽管如此，患者应该慎重考虑是否要接受此类手术，因为手术结果是不可逆的。因此，我们一直建议患者应尽量尝试其他治疗手段。请你不要误会，我们并不是要彻底否定人工关节置换术，有那么多技术高超的外科医生能在患者需要的时候为他们换上人工关节，我们当然也很高兴，因为帮助患者找到最好的解决方案就是我们的最高目标。我们并不在乎患者到底是选择外科手术、自然疗法、物理疗法还是整骨疗法，我们唯一在乎的就是该疗法能否使患者获得的利益最大化。

要为摆脱疼痛而冒险进行手术吗？

我们知道，95% 的患者都是因为无法忍受疼痛而选择装上人工关节的。为什么我们不建议过度鼓吹这种手术？因为我们很清楚，我们的疗法能够帮助大多数患者解决疼痛的问题。你还记得吗？我们已经发现，在大多数情况下，导致疼痛的原因都不是关节炎，而是肌肉和筋膜过于紧绷。所以说，人工关节置换术会让患者失去原本的关节，而疼痛问题却不会由此得到解决。所以，我们强烈建议那些因为疼痛而打算接受人工关节置换术的患者至少先尝试一下我们的疗法，然后再考虑做手术的必要性。

> 只有少数患者有必要接受人工关节置换术，做手术应当是最后的选择。

一次手术，终生风险

大多数装上人工关节的患者都不清楚这意味着什么。这类手术不是没有风险，只是风险常常被忽略。首先，麻醉就是最大的风险，即使发生意外的概率很小，但总会有人运气不佳，尤其是老年人，他们在麻醉过程中还有短暂失去意识的风险，而这又可能会引起肺栓塞。其次，若是术后人工关节出现了松动，患者就必须再次接受手术。再者，是感染的风险，毕竟人工关节不像人体自身的关节一样具有免疫系统。最后，手术还可能导致结缔组织增生，使关节变得僵硬并生成影响运动的瘢痕，影响身体的灵活性。接受了膝关节手术的患者术后会经常出现皮下渗血至筋膜网络的问题，从而导致关节屈曲受阻，需要很长时间才能恢复。而且，有些患者术后的身体状况甚至比之前更糟糕。

是麻醉的作用让人暂时感觉不到疼痛

也许你确实见到过一些人，手术后恢复得还不错，但接下来我们要说的话可能会让你感到震惊。虽然的确有一些患者术后身体状况很好，甚至彻底摆脱了疼痛问题，但是，我们从多年的研究经验中以及与无数外科医生与麻醉师的交流中得出的结论是，很多时候疼痛之所以会减轻或消失，并非人工关节的功劳，而是手术中其他措施的功劳，尤其是麻醉。

麻醉会对我们的身体产生什么影响？答案是，麻醉药会让我们的肌肉"睡着"！我们知道，疼痛是由肌肉过度紧绷引起的，那么肌肉放松后会发生什么呢？没错，疼痛会因此消失或者明显减轻。即使患者没有接受全身麻醉，只是接受了局部麻醉，紧绷的肌肉也会发生明显变化，从而令疼痛得到缓解或是暂时消失。此外，麻醉还会对肌肉和筋膜造成一定程度的损伤，而这也会在一定程度上改变肌肉和筋膜的紧绷状态，从而使疼痛得到缓解。

> 手术后疼痛消失通常是因为麻醉或其他的手术措施缓解了肌肉和筋膜的紧绷状态。

然而，这种效果只是暂时的，一般只能持续几周，最多几个月。这是因为患者的运动模式依然没有改变，肌肉和筋膜还是会逐渐变得过于紧绷，进而导致疼痛再次出现。当然也有例外，如果患者术后在康复训练中心进行的训练恰巧纠正了原本的运动模式，并且患者一直坚持做这样的训练，那么肌肉就不会再次变得紧绷，也就不会出现疼痛问题。同理，有些患者在术后开始进行规律的运动，而且这种运动恰巧起到了放松肌肉和筋膜的作用，那么他们也不会再次出现疼痛的问题。这类患者大多不是有意而为之，只是碰巧改善了自己的运动模式，使肌肉和筋膜得到了放松，而这也是 L&B 练习的目标。

人工关节的危害——磨屑会导致中毒

安装人工关节还存在一些其他的风险，只是这些风险目前来看还鲜为人知，如细菌感染、植入困难、材料缺陷等。

让原生关节受损的力量同样也会损伤人工关节。没错，人工关节也会得"关节炎"，但人工关节受到磨损时会产生细小的磨屑，材料密度越大，磨屑就越细。磨屑进入关节囊后，可能会导致肿瘤的形成。如果磨屑足够细，还会扩散到身体的其他部位，导致重金属残留在体内并引起中毒。因此，除非迫不得已，比如关节窝破裂或因关节功能完全丧失而难以行动，请你不要轻易接受人工关节置换术。

给已经安装人工关节的患者的好消息

如果你已经安装了人工关节，也请你不要担心关节磨损可能导致的中毒问题。你可以按照本书提供的方法坚持运动，使关节的受力恢复正常，这样就可以在最大程度上减少关节磨损了。同时，这样做也可以使人工关节变得更加耐用，而且不会轻易松动。要知道，人工关节另一个经常出现的问题就是松动。

> 我们的练习对人工关节同样有效。

此外，由于人工关节没有像原生关节一样的免疫机制，因此不会有局部发炎的风险。但人工关节被粘固住的位置的新陈代谢较差，很容易滋生有害细菌，因此非常容易发生感染。所以请尽可能地选择健康的饮食，这样可以让新陈代谢变好，避免关节中有害细菌滋生，削弱免疫系统。

不必着急植入人工关节

如果确实需要做手术，也请你不要着急。人工关节的寿命通常只有十年左右，到期之后必须更换，而每次更换都会导致骨质流失，所以此类手术的次数是有一定限制的。况且，第一次做手术就具有相当高的风险。

如果病情已经发展到了不得不做手术的地步，那么你需要在手术前留出至少三个月的时间做准备。该如何准备呢？请你按照本书提供的方法进行练习，这些练习可以让你的肌肉和筋膜变得更有弹性，从而为手术创造出充足的活动空间。不然的话，在手术中医生就需要用蛮力甚至要借助扳手来创造出这样的空间以安装人工关节。虽然麻醉有放松肌肉的作用，但是我们的练习同样能够让严重粘连的筋膜得到放松并恢复弹性。这样一来，人工关节置换术的难度就能降低许多。

关节固定术

关节固定术也是同样的道理，如果穷尽了所有其他治疗手段依然无法改善病情的话，那再请你考虑这种手术。不过如果你遵循我们的建议，疼痛便不再是无解的难题，因为由肌肉和筋膜紧绷程度过高导致的骨头变形也是可以恢复的，至少不会继续恶化。

五、其他常规疗法

除了传统医学所采用的这些治疗方法，还有一些疗法也常被用来治疗关节炎，不过这些方法都具有相似的理论基础（我们在前面几章中已经讲过了，这些理论是完全错误的）。因此，在其指导下的治疗方法也有待考量。

单靠干细胞疗法仍然无法解决问题

如今，我们越来越常听到"干细胞疗法"这个词。干细胞疗法在2015年才在德国获得批准，因此尚处于起步阶段。目前我们已经知道，中度磨损的软骨可以通过干细胞疗法得到修复。不过，关节炎越严重，软骨能被修复的程度就越低。相较于人工关节置换术，干细胞疗法的费用更低一些。可以说，干细胞疗法在今后会发挥越来越重要的作用（不仅是针对关节炎）。

我们认为，干细胞疗法为人体带来的伤害要比安装人工关节小一些，毕竟该疗法是借助患者自身的身体组织（血液和脂肪）来进行治疗的。脂肪可以提供干细胞，而富含血小板的血浆能够提供高浓度的生长因子，以刺激干细胞的分裂与增殖。在治疗时，一种由富含血小板的血浆和从脂肪中提取出来的干细胞组成的混合物会被注射到患者的关节内。

但是，仅靠这种疗法并不能解决问题，别忘了关节炎产生的原因（由运动不足导致的肌肉缩短和筋膜紧绷使软骨承受的压力过大，以及关节因为运动不充分而变得营养不良）。再生软骨也会面临同样的问题，治疗后，可能疼痛刚有所缓解，软骨承受的压力又会再次增大，并且仍然无法摄取足够的营养（由关节运动不充分所致）。结果就是，与原生软骨一样，再生软骨还是会受到损伤，这是任何人都无法避开的生物学规律。

我们将在第六章的"磨损的软骨还能再生吗？"一节中介绍荷兰某研究团队的研究成果。该项研究及其他干细胞研究让我们知道了人体自身能够产生足够多的干细胞，但遗憾的是，干细胞疗法对治疗关节炎来说却无法发挥太大的作用，原因我们在前面解释过了——经过治疗的软骨依然会承受过大的压力。所以，在治疗之前，我们必须使关节承受的压力恢复正常。我们认为，要想促进软骨再生，最好选择自然且可持续的方式：通过减小软骨承受的压力来减轻疼痛，进而使患者能够更加充分地活动关节，以促进软骨再生。我们的练习一方面能够促进软骨再生，另一方面能够使筋膜保持健康。

如果你想尝试干细胞疗法，我们强烈建议你坚持按照我们的方法做练习，这样可以避免再生软骨再次受到损伤。我们的练习能让你受损的关节恢复健康，你也完全可以仅通过这种自然的方式解决关节问题。

放松练习有什么作用？

根据我们的理论，放松练习是有助于缓解疼痛的，而且肌肉放松的程度越高，疼痛缓解的效果就越显著。问题在于，一旦肌肉再次变得紧绷，疼痛就会再次出现。将该练习作为辅助治疗手段当然很好，但我们必须明白，这种方法其实治标不治本。如果患者由于缺乏生物力学的相关知识而长期使用这一方法，那疼痛问题就无法从根本上得到解决。

有趣的是，放松练习的使用率极高，很多自然疗法师都会用放松练习来缓解患者的疼痛。然而，很多人都不知道放松练习究竟是怎么起作用的，而我们知道——放松练习减轻了肌肉的紧绷感，这才是疼痛得到缓解的真正原因。

关节炎的多模式疗法

多模式疗法可以说是如今传统医学治疗疼痛的标准疗法，当然也适用于对关节炎的治疗，但是它无法使患者真正受益。因为如果单个疗法都没有真正的效果，那么即便将所有疗法全都整合在一起，也不会起到太大作用。当然，多模式疗法能够在一定程度上使疼痛得到缓解，但是真正的问题依然没有得到解决。

心身医学、体育科学、心理治疗、营养学、神经科学、精神病学、骨科、创伤外科和骨科诊疗技术等专业名词听起来令人振奋，但是如果你已认真阅读了本章的内容，你就会知道，这种组合是无法彻底解决关节炎和关节疼痛问题的。

> 我们认为，多模式疗法的帮助不大，因为多种疗法并用并不意味着疗效更好。

接受多模式疗法的患者往往会获得来自不同领域的治疗建议。现在，就让我们看看这种疗法的倡导者所提供的一些建议吧，我们会为其中的一些建议附上评论，这样你就会对多模式疗法有更加深入的认识，从而能够理解为何我们会认为这一疗法是没有用的。

"请你对自己的健康负责，面对现实。"

如果你不知道具体应该怎么做才能缓解疼痛，这样的建议又有什么用呢？

"请你不要总是坐在家里，多出去散散步、兜兜风。"

要是关节疼得走不动怎么办？

"请你有目的地进行运动，使身体更具稳定性且更加强健。"

你最好还是不要这么做，因为若肌肉和筋膜没有得到放松就进行运动，它们会变得更加紧绷，而这就是导致关节损伤的重要原因。

"请你转移对疼痛的注意力。"

你难道要用意志缓解令人痛苦的疼痛？要如何才能做到呢？

"请你放松，之后疼痛就能得到缓解。"

我们也建议这么做，不过我们知道，这最多只能作为辅助手段。放松练习确实能够缓解疼痛，但却无法彻底消除疼痛，也不能抑制关节炎，因为缩短的肌肉和筋膜仍然十分僵硬，而这才是问题的根本。

"请你为关节补充营养。"

不错的建议，值得推荐，但问题是没说具体的做法，而且大多数此类建议基本上都偏离了植物性饮食的准则。要知道，植物性饮食有助于抗炎，能够缓解身体的紧绷状态，并为软骨输送生长所需的营养物质。

"请你把进步写进日记里以激励自己。"

进步？哪来的进步呢？患者行动越来越困难，疼痛越来越强烈，痛苦极了。这种状态只会消耗他们大量的精力和对生活的热情，令人丧失动力。

现在，你应该已经了解我们是如何看待多模式疗法的了。在我们看来，多模式疗法的治疗建议是无法帮助患者解决问题的。

常规力量训练为患者带来的风险

　　人们总说，有力的肌肉可以保护关节，然而这里面有许多误解。原则上，把肌肉练得强壮当然有很多好处，肌肉强壮了，我们在生活中无论做什么事都能更加轻松。此外，人在活动时，肌肉会分泌激素，尤其是在做常规力量训练时，而且肌肉分泌的激素能够减轻身体相应部位的炎症，也包括关节处的炎症。

　　但是，不管我们是利用器械进行训练，还是借助弹力带进行训练，常规力量训练都会导致肌肉强烈收缩，使肌肉的紧绷程度提升进而变得僵硬。我们当然不希望看到这种结果，因为关节软骨承受的压力会因此增大。所以，如果没有提前进行适当的伸展运动，对大多数人来说，进行常规力量训练不仅达不到理想的效果，还会适得其反。此外，如果患者已经出现了关节炎和关节疼痛的问题，却仍然进行常规力量训练，就会引发相当严重的后果。

　　我们其实很赞同患者进行力量训练，只要掌握了科学的方法，就能减少训练对肌肉产生的负面影响（肌肉缩短），甚至能完全避免这种结果。你也可以在训练结束后适当地做些伸展运动来放松肌肉。但根据我们的经验，患者常常会因投入时间不够、知识储备不足而无法使肌肉得到真正的放松。所以，我们建议你先不要急着进行力量训练，而应该先按照我们的方法做练习，等做好准备之后，再将两者结合起来。

我们的练习包含另一种完美的力量训练

必须要注意，在进行力量训练时，即便肌肉足够有力，也不应该使关节软骨承受的压力持续增大。如果在训练过程中，关节软骨承受的压力能够随着肌肉力量的增加降低至正常生理水平，那是最好的。这样的训练确实存在：翻到本书的第八章，你就可以看到我们为此研发的练习。通过做这些练习，你的肌肉会变得既强壮又富有弹性。最重要的是，由于我们的练习针对的正是平时完全得不到锻炼的部位，所以这些部位的肌肉分泌的激素会显著增多。此外，通过做练习，你还能更好地使关节得到活动，尤其是那些已经丧失功能的关节。所以说，我们的练习益处颇多，令人欣喜。不仅如此，这些练习还能使大脑停止发出导致肌肉紧绷的信号，改善筋膜结构，促进干细胞增殖，使软骨承受的压力恢复到正常的生理水平，从而在短时间内终止关节的发炎反应并促进软骨再生。这样的结果是不是美好得有些不真实？但如果你能在日常生活中坚持定期做我们的练习，你就会明白事实确实如此。

常规手动疗法有哪些作用？

大多数手动疗法对关节炎和关节疼痛都能起到积极作用。为什么？因为手动疗法对肌肉和筋膜具有很好的放松作用。疼痛得到缓解之后，关节软骨承受的压力便会减小，其磨损程度也会随之降低。

常规手动疗法主要是通过改变肌肉的结构来降低肌肉的紧绷程度，例如指压按摩法和激痛点疗法，其中，激痛点疗法是通过按压肌肉中的激痛点来缓解疼痛。类似的手动疗法还有很多，其背后的理论各异，有的甚至没有任何理论支撑。

手动疗法只能暂时缓解肌肉和筋膜紧绷。

　　无论什么疗法，只有持续发挥作用，才能称得上有效。但据我们所知，到目前为止，还没有任何医生或是治疗师能通过某一种疗法让患者彻底摆脱关节炎和关节疼痛的问题，最多只能做到暂时缓解患者的病情（不久之后，患者的病情还是会反复）。这是因为长久以来不恰当的运动模式并没有得到纠正。因此，很多患者不得不长时间定期接受治疗，永远都无法摆脱治疗师的帮助。遗憾的是，很多人对此已经习以为常，甚至忘记了治疗的原本目标是让自己永久地摆脱关节炎和关节疼痛。

六、磨损的软骨还能再生吗？

　　现在，让我们来讨论一个传统医学一直都予以否定的问题：磨损的软骨是否还能再生？传统医学认为，关节炎是无法被治愈的，患者只能听天由命。不过，有关这个问题的争论也越来越多，因为许多自然疗法师和民俗疗法治疗师已经在实践中发现，软骨再生并非不可能的事情。

　　我们首先要了解清楚的是，为什么学院派医生在这个问题上如此坚定地持否定态度。在我们看来，原因很简单——学院派医生只认可他们在大学里学到的知识。教科书告诉他们，磨损的软骨是不可能再生的，他们的脑海中已经被植入了这样的观点。因此，在为患者进行治疗时，他们（尤其是骨科医生）会忽视任何软骨再生的迹象。通过 X 线片，医生会观察到患者关节的状况，如关节间隙的情况、骨质增生的情况和软骨的变化。但无论是什么样的变化，在他们看来，都代表软骨受到了进一步的磨损。而与此同时，患者的疼痛也越来越强烈，等到无法忍受的时候，医生就会建议患者接受人工关节置换术。

学院派医生从不会注意到患者关节间隙增大或是骨质增生逐渐消失的情况，为什么？因为他们从一开始就不认为患者的疼痛会消失，软骨能再生。而且那些关节炎或关节疼痛明显好转的患者由于疼痛已经彻底消失了，是不会再到他们那里接受治疗或拍片检查的，所以学院派医生也就永远不会了解到关节炎是可以被治愈的这一真相。

> 学院派医生只相信在学校里学到的知识。

看不见的就是不存在的

我们可以理解这些学院派医生和治疗师，他们由于没有察觉到软骨再生这一变化，所以将意见不同的人都视作"江湖医生"。但如果他们知道，这些所谓的"江湖医生"在第一次治疗后就能缓解甚至消除患者的关节疼痛，他们便不会再多言一句。我们的疗法即使在第一次治疗后不能完全解决关节疼痛问题，那也至少能够证明，关节疼痛是由肌肉和筋膜紧绷程度过高引起的。所以，想要永久地摆脱关节炎和关节疼痛，就要坚持不懈地进行我们的 L&B 练习。

这些学院派医生之所以如此固执，还有另一层原因——他们完全依赖 X 线、CT 或核磁共振等影像学检查的结果，认为自己能够从中掌握患者全部的关节信息。

但他们从来没有想过，在查看影像学检查结果时，有些极其重要的信息可能会被忽略，而这种情况每天都会在成千上万的医院和诊所中发生。

那么，他们究竟忽略了什么？他们忽略了 X 线片上看不到的东西，也就是肌肉和筋膜高度紧绷的状态。就像人们常说的，看不见的就是不存在的。透过这些医学影像，医生只看见了由肌肉和筋膜紧绷程度过高引起的破坏性后果，而忽略了紧绷状态本身以及它对关节产生的影响。

信息量是不是有点太大了？毕竟已经有很多迹象表明患者的肌肉变"短"了（肌肉变短是因为紧绷程度过高，而不是真的变短了）。在我们这里接受培训的医生告诉我们，在进行手术时，他们发现患者的肌肉太紧了，这使他们不得不沿着肌肉纹路将肌肉切开，从而为植入假体或注射药物腾出一点空间。如果我们能够对患者进行简单的测试，就会发现，几乎所有患者都有关节活动受限的问题，因为肌肉已经缩得太"短"了。

不过我们也应该理解这些医生，他们中的大多数人每天都要接诊大量的患者，根本无暇对直觉认定的事情进行思考。我们曾对进行过此类手术的医生做过一项调查，当他们被问到如果自己不幸罹患关节炎会如何治疗时，80% 的医生都承认会优先选择保守治疗，而尽量避免做手术。

软骨在大多数情况下都能再生

那么软骨是否有可能再生呢？我们可以非常明确地告诉你，有可能。而且软骨无法再生这种说法也不符合生物学定律，因为人体的所有器官和组织都是可以再生的，只不过这种再生能力是有限的。比如在意外中被完全破坏或被撕毁且带出体外的组织就无法再生。再比如，如果已经磨损的关节软骨长时间得不到治疗或是以错误的方式被继续频繁使用，那么它就很可能会丧失再生能力。如果情况比这更加严重，那关节软骨再生的可能性便微乎其微，患者就只能期待奇迹的出现了。

尽管大家已经观察到了关节间隙确实会增大，但是对软骨是否能够再生这一问题仍然持不同意见。近年来，已有研究表明，干细胞和祖细胞转化为软骨细胞的过程会因某种原因终止，我们推测，这个原因与软骨在身体发炎过程中终止再生的原因是一样的。你明白我们指的是什么吗？没错，是软骨承受了巨大的压力以及关节活动角度未被充分利用。

> 干细胞转化为软骨细胞的过程会因肌肉和筋膜紧绷程度过高而终止。

荷兰一项关于软骨再生的研究非常具有说服力

多亏了务实的荷兰人，这段旷日持久的争论终于有了结果。2011年，一项来自荷兰乌得勒支大学医学院附属医院的研究证实，磨损的软骨确实能够再生。该医院的医生显然拥有和我们相似的看法，因为他们发明的疗法也是借助外力来帮助软骨再生。在此项研究中，接受新疗法治疗的患者都有非常严重的膝关节炎（20%的关节软骨都已被完全磨损）和膝关节疼痛问题。

这些患者大腿和小腿靠近关节的位置分别被植入了一个带有八个金属钉的支架，在接下来的两个月中，他们的关节窝和关节头会被慢慢地拉开大约5厘米的间距。在此期间，患者能够正常行走，而弹簧一般的支架能够随着腿部的活动在关节间隙中产生波动。放松和施压能够刺激软骨再生，使软骨渐渐恢复到健康状态。同时，关节疼痛也能得到缓解或是彻底消失。

当这些荷兰的研究人员公布了他们的研究结果时，该结果在医学界引起了强烈反响，却也招致了强烈反对。但是一年后，接受该疗法治疗的患者不仅摆脱了疼痛，他们腿部的核磁共振成像结果也显示，其膝关节软骨确实有再生的迹象。尽管如此，传统医学界仍然对这种疗法持批判态度。直到2016年，新的患者治愈数据公布后，质疑的声音才逐渐减小。该数据显示，患者经过了两个月的治疗，软骨的密度虽然有所降低，但是厚度却增加了，这个有力的事实证明，软骨是可以再生的。让我们为这些荷兰的研究人员热烈鼓掌吧！终于有人第一次用事实为争论画上了句号。

> 荷兰研究人员证实了软骨确实能够再生。

软骨是如何再生的

各项研究表明，软骨能够通过两种方式再生。其一，干细胞从骨髓中游出，分化为祖细胞，祖细胞又转化为软骨细胞，进而促进软骨再生；其二，新的软骨会从受损软骨的周围重新长出——就像在被破坏了的房屋周边重新建起新的房子一样。

传统医学对这些研究结果持否定态度，尽管这些结果已经很有说服力，但是传统医学还是认为软骨再生是不可能的事情。其中一个重要的原因可能是，目前，医生还没有观察到软骨再生的迹象。甚至许多干细胞研究人员也还是认为，软骨无法以自然的方式再生，即使他们已经观察到了祖细胞的生成（众所周知，祖细胞会转化为软骨细胞）。这大概是因为他们还不知道，阻碍软骨自我修复的正是软骨承受的过大压力。

你现在应当可以相信我们的练习是值得投入时间和精力的了吧。如果摆脱疼痛还不能给你足够的动力，那么促进受损软骨再生总能让你下定决心采取行动了吧？请你设想一下这美好的结局：仅仅经过8周的训练，你的关节软骨承受的压力就会明显减小，而你的软骨也能重获新生。

荷兰研究人员发明的那种金属支架肯定会让你感到不适，而且很容易引发炎症。而我们的疗法就不存在这样的问题，我们能够用更加简单和自然的方式达到同样的效果。我们的疗法能够让你的肌肉和筋膜持续保持放松的状态，这样再生的软骨就不会再受到磨损了。

L&B 练习可以完美地替代金属支架

没错，我们的 L&B 练习不仅能持久地放松你的关节，还能大大减轻软骨承受的压力。此外，我们的练习还具有扩大关节间隙的作用，这一点已在实践中得到了证实——我们在测量了十名患者治疗前后膝关节与股骨之间的距离后发现，在进行了一次治疗及多次膝部练习之后，这些患者的身高平均增加了2厘米。

这一结果说明，我们的练习是有潜力的。如果你能长期坚持做这种针对减缓关节压力而设计的练习，一定会有意想不到的收获。你的软骨将恢复到正常的厚度，其磨损的程度也会逐渐降低直至磨损完全消失。这意味着你已经实现了目标，永远地解决了关节炎和关节疼痛的问题。而你唯一要做的就是持之以恒地做练习。

如此一来，有关软骨能否再生的争论就可以画上一个完美的句号了。我们认为，所有能为患者带来益处的方法都应该得到普及，在消灭这种无意义的痛苦的道路上，我们需要所有人的合作。

此外，相关研究已经证明，人体自身拥有足够多的干细胞以供使用，比起将从脂肪中提取出来的干细胞注射进关节，我们更应该充分利用关节自身的干细胞。

来自荷兰的研究并未完全指出疼痛消除的原理

来自荷兰的疗法减缓或消除疼痛的原理是什么呢？那些荷兰的医生可能会说，这要归功于再生的软骨。然而我们却很清楚，这与再生的软骨只有一些间接的关联。根据我们的理论，该疗法可以将膝关节拉开，使肌肉和筋膜拉长约5厘米，这样一来，如果肌肉和筋膜连续8周每天24小时不间断地处于这种拉伸状态，最后就能长久地保持这种形态。通过这种方式，肌肉和筋膜的紧绷程度会降低，这也就为软骨再生创造了条件。同时，大脑也不必再为预警关节炎和关节疼痛而发出会导致警戒性疼痛的信号了。

读到这里，想必你也知道治疗后要怎么做了吧！没错，如果患者在治疗后仍然没有改变过去不恰当的运动模式，那么这种拉伸的效果就会慢慢消失，最后关节炎就会再次找上门来。因此，要想长久地摆脱关节炎和关节疼痛，请你一定不要错过我们的练习，你无需打穿骨头装上支架并忍受发炎的痛苦就能获得同样的疗效。

***

归根结底，关节炎和关节疼痛是由个人错误的运动模式导致的。我们的练习就是以此为出发点，来帮助患者一点点扩大受限的关节活动角度。久而久之，大脑的运动程序就能恢复正常，筋膜网络也会恢复弹性。只有通过这样的方式，大多数的关节炎和关节疼痛问题才能得到彻底的解决。

但你能够做的不只这些，你还可以采取一些其他措施来让自己的身体变得更好。在下一章中，我们将为你介绍如何运用间接因素来改善关节炎和关节疼痛问题。

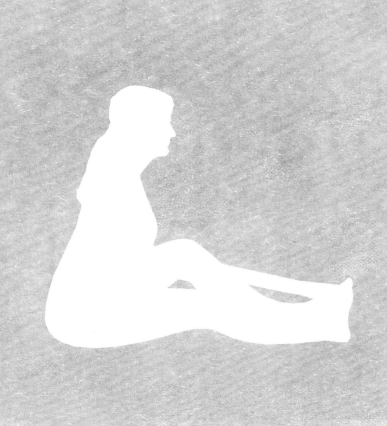

第七章　为软骨再生创造理想的条件

在本章中，我们将为你讲解如何使间接因素发挥作用。你可以从我们提供的各类不同的方法中选择一种付诸行动，而对改善身体状态帮助最大的当属对饮食习惯的优化。同时，你也应该考虑到心理因素和环境因素的辅助作用。

如果你能将饮食习惯、心理状态和环境三个因素结合起来进行改善，就能更好地促进软骨再生。同时，你的关节疼痛也能得到缓解，因为肌肉和筋膜紧绷程度的降低会使"疼痛湖泊"中所有的"关节球"都下降。这样一来，你在运动时就会感觉更加轻松。最重要的是，这些措施还能改善你的整体健康状况。

一、从饮食入手对抗关节炎和关节疼痛

我们之前已经讲过不恰当的饮食、加重身体负担的环境以及心理压力等间接因素是如何加剧关节疼痛的了，因此，如果我们能够采取一些具有放松作用的措施，就能有效地缓解疼痛。

能够缓解发炎反应并放松身体的饮食就具有缓解疼痛的作用。美国作家兼记者迈克尔·波伦曾经提出过一条简短却十分有用的饮

食建议："吃鲜食，多吃蔬菜，不过饱。"这句话虽然简短，但已经说明了一切。

要少吃动物性食物和糖

如果摄入了过多动物性食物，就很可能引起或加重发炎反应。其中，肉类的影响最为显著，因为动物性食物中独有的花生四烯酸会加重发炎反应。此外，动物性食物中含量较高的含硫氨基酸会导致人体组织液酸化。这样一来，细胞间质可能会与酸化的组织液结合，使细胞无法获得充足的营养，进而使人体产生代谢废物的功能也受到影响。此外，动物性食物中的 $\omega-6$ 脂肪酸含量要比植物性食物高得多，而这种脂肪酸很容易导致发炎反应。发炎反应会导致肌肉紧绷程度增高，进而加剧疼痛。

所以，如果你有关节炎和关节疼痛问题，那就应该尽可能地少摄入甚至不摄入动物性食物，包括牛奶和其他乳制品。这不仅能够使你的全身放松，还能对做练习起到辅助作用。这样一来，你就离摆脱疼痛的目标更近了。

减少动物性食物摄入的最好办法是少吃肉类、鱼类、鸡蛋以及乳制品等食物。在选择面包等主食的搭配食物时，请你用素食酱料代替香肠、火腿、奶酪、凝乳等，不要害怕味道不够好，因为如今的素食酱料有很多不同口味可供选择。另外，肉类、鱼类和鸡蛋可用豆制品代替，而豆制品的种类也很丰富。你可以根据目前的饮食状况循序渐进地改善自己的饮食结构。

精制糖也应该从你的饮食中消失，因为它会使筋膜变得脆弱且没有弹性。你可以用甜叶菊糖苷代替精制糖，这种甜味剂是从甜叶菊中提取的，其甜度是精制糖的300倍，且能量为零。

提高健康饮食的意识

　　如果你有关节炎和关节疼痛问题，我们建议你的饮食以新鲜蔬菜为主。对健康的人来说，只要将动物性食物的摄入量控制在每日摄入食物总量的5%以内，就不会对身体造成伤害。但对患病的人（也包括关节炎患者）来说，病情越重，就越应该尽可能地减少动物性食物的摄入，因为这样能够减轻身体的负担并提高身体自我修复的效率。如果你很难不吃动物性食物，那也不必太过担心，你可以按照自己觉得舒适的程度，尽量地减少动物性食物的摄入。你朝着这个方向迈出的每一步都能对你的关节及身体健康起到促进作用，哪怕一开始只是很小的一步。请别着急，给自己一点时间，慢慢培养新的饮食习惯。

　　所以，你不必一开始就在饮食上做出巨大的改变，慢慢来就好。如果你以前每天所吃食物的60%都是动物性食物，那么将这一比例调至50%就是一种进步。坚持一段时间之后，你可以将该比例调至40%以下，这对你病情的缓解将更有好处。不管你现在处在哪个阶段，每一次小的进步都能让你获得更好的状态。你可以为自己未来的蔬菜摄入量定下目标和计划，并按照自己的喜好和习惯执行。坚持几周或几个月之后，你可以根据新饮食计划的效果来决定接下来该怎么做。

> 新鲜蔬菜应当在饮食中所占比重最大。朝着这个方向迈出的每一步都能让你离摆脱关节炎和关节疼痛的目标更近一点。

这样的饮食结构不仅有助于减缓疼痛，让你的身体更加健康，还能帮助你预防许多现代文明病或降低这些疾病的患病风险。

能够减轻关节炎和关节疼痛并促进软骨再生的食物

下面列出的食物对抗炎和缓解疼痛有很好的效果，而且这些食物还能够促进软骨再生。请你在饮食计划中将这些食物与其他植物性食物（糙米、小米、荞麦、苋属植物和藜麦）结合在一起食用。另外，我们建议你多食用豆类食物以获取植物性蛋白质。因为你减少了动物性食物的摄入，所以就需要从豆类食物中获取更多的蛋白质。

> 我们列出了不同的饮食建议，你可以按照自己的喜好尝试。

- 蔬菜：洋葱、大蒜、小红萝卜、西蓝花、白萝卜、山葵、黄瓜、西葫芦、莴苣（特别是苦味品种）、辣椒、芦笋、菠菜、韭菜、甜菜根、青豆、红薯、带皮的马铃薯和各种圆白菜。

- 水果：芒果、木瓜、菠萝、桃子、黑葡萄、酸樱桃、李子、苹果、柠檬、草莓、覆盆子、蓝莓、黑莓。

- 香料（最好是新鲜的或是在冬季储存的）：姜黄、生姜、肉桂、迷迭香、鼠尾草、罗勒、欧芹、牛至、细香葱、百里香、独活草、香菜、莳萝。

- 各种野生蔬菜。

- 坚果：腰果、核桃、榛子、花生、杏仁。

- 各种蘑菇，尤其是牛肝菌。

- 种子：葵花子、亚麻籽、芝麻。

- 谷物：燕麦、斯佩耳特小麦、黑青稞。

- 植物提取物：玫瑰果提取物、南非钩麻提取物、松树皮提取物、柳树皮提取物、问荆提取物、荨麻提取物。

- 动物性食物（如果实在不想戒掉）：鲱鱼类。

- 其他：可可（如百分之百黑巧克力）、芥末、山葵。

请你尽可能地食用有机食品。另外，食物越新鲜越好——食材经过的冷冻、加工的程序越少就越新鲜。不过也有例外，比如煮熟的番茄比生番茄含有更多的番茄红素，而番茄红素是一种强效的抗氧化剂，能够破坏诱发炎症的自由基。不过，你还应该再吃一些生番茄，因为大多数维生素会在烹煮的过程中流失，例如维生素 B 和维生素 C。此外，别忘了每天喝2~3L纯净水或绿茶，而且要少量多次地喝，这样才能更好地为身体补充水分。

如果你想进一步提升干细胞的活性和软骨再生的效率，可以选择定期断食。研究发现，定期断食对健康很有益处。断食可以提高干细胞的活性，甚至还能消灭癌细胞。而且，当胃中没有任何食物时，去乙酰化酶就会变得活跃，身体的细胞就能更快地得到修复。若你无法坚持长时间的断食，可以选择只在每天的中午12点至晚上8点之间进食。

如果改变饮食会让你做出过激反应

如果你已经发现，自己在谈论饮食的话题时情绪容易激动，或是在考虑改变饮食习惯的问题时常常会做出过激的反应，那么以下内容或许能够为你提供一些帮助。我们所有人对自己和母亲之间的连结都非常敏感，而饮食习惯就与此有关，因为改变原本的饮食习惯就像是与母亲分离，那些对自己的饮食习惯提出质疑并认为自己必须要做出彻底改变的人，其内心会在不知不觉中陷入冲突。这就是为什么某些人在改变了与母亲相似的饮食习惯后会做出情绪化的反应。不过，知识就是力量，在你明白了这种关联之后，就可以更加轻松客观地处理这个问题了。

发酵食物的好处

借此机会，我们想宣传一下发酵食物。这种最原始的储存食物的方式如今已被证实有很多好处。发酵蔬菜不仅能够保存很久，而且还具有很多能够帮助我们实现止痛和抗炎目标的功效。早在几百年前，人们就已发现发酵蔬菜对健康的益处，但随着食品加工业的发展，这些益处逐渐被人们遗忘。

发酵蔬菜含有许多活菌及其他重要物质，它们对维持肠道菌群平衡和人体免疫系统的正常运作有非常重要的作用。尽管许多食物都可以发酵，但因为我们需要的是具有止痛和抗炎作用的蔬菜，因此在本书中我们只对发酵蔬菜进行讨论。

促进软骨再生的重要物质

除了改变饮食之外，你还可以利用正分子医学[1]的方法为身体提供更高质量的营养物质，以促进软骨再生。我们建议关节炎患者至少花一年时间按照上文提到的方法改变饮食习惯，并使用高质量的营养补剂来进一步提升效果。

可促进软骨再生的营养补剂有以下几种。

氨基葡萄糖能够促进软骨中蛋白聚糖结构的构建，刺激软骨细胞形成胶原蛋白以抑制发炎反应，同时还能起到调节整个关节细胞代谢的作用。

---

[1] 正分子医学：指通过调节人体内正常出现的为健康所需的物质的浓度来优化人体生化内环境，从而达到治疗疾病或保持人体健康的目的。——译者注

MSM（二甲基砜）是一种有机硫化合物，具有抗炎和抗氧化作用，可帮助减少筋膜受到的损害并缓解疼痛。此外，它还能抑制损害软骨的酶发挥作用。

透明质酸是筋膜的重要组成部分，其最重要的功效是贮存水分并使筋膜处于健康的润滑状态。透明质酸还能够使人体组织保持必要的弹性，并促进细胞内液与细胞外液之间的物质交换。

硅酸，也称作硅，能够促进结缔组织中弹性蛋白和胶原蛋白的生成。弹性蛋白能使结缔组织保持弹性，胶原蛋白则是维持结缔组织的力量所必需的。人体如果缺少硅，结缔组织就会失去弹性，进而细胞的营养吸收功能和排毒功能就会下降。硅的另一个重要特性是可以同相当于自身重量300倍的水结合，进而能够保持细胞水分的充足。

锌具有抗炎作用，可促进胶原蛋白和弹性蛋白的再生。

溶细胞素是一种对筋膜结构的整体构建十分重要和必要的氨基酸。

维生素 C 具有很强的抗氧化作用，能够促进胶原蛋白的形成。

维生素 D 不仅是维生素，还是细胞所需的激素，它对大脑、骨骼和免疫系统来说都必不可少。此外，维生素 D 还具有抗炎作用。

优质的营养补剂能助你早日摆脱关节炎和关节疼痛

彼得拉已经在营养医学和正分子医学领域进行了30多年的研究。在过去的十几年间，科技的进步使人们能够更透彻地认识并检测食物中的微量元素，因此人们对微量元素的认识有了很大的提升。如今，我们食物中微量元素的含量相较过去已经减少了很多，原因是土壤已遭到过度开发，而且食物的收获、处理、储存和加工等环节都会导致营养元素大量流失。彼得拉每天都能在找她看病的人身上看到这一切造成的后果——各种健康问题的产生，尤其是关节炎和关节疼痛。

　　此外她还发现，在食物中的营养元素减少的同时，人体对营养元素的需求却在增加，这通常是由环境污染、人体缺乏运动或者压力增大所致。在开始为婴儿添加辅食的时候，每一对父母都希望自己的孩子能够摄入高质量的、全面的营养元素，为此，彼得拉研发出了她的第一款优质营养补剂。在过去的十几年里，彼得拉一直进行着相关的研究并不断改进配方。如今，彼得拉团队已经研发出了三种优质的营养补剂，将它们与恰当的饮食搭配在一起，就可以完全满足身体因疼痛、酸化和炎症而产生的营养需求。与营养补剂搭配食用的食物的质量越高，营养补剂所发挥的作用就越大。

　　我们的营养补剂能够有效补给身体所需营养，但它们终究还是补剂，不能代替健康的饮食。

　　如果你不打算改善你的饮食习惯，那么这三种优质营养补剂至少能够减少不良饮食习惯为你的身体带来的负面影响，并为你的身体提供必要的营养物质。但是，最好的方法当然还是尽可能地保证饮食健康，同时定期服用高质量的营养补剂。

针对关节炎和关节疼痛的食谱

　　如果想要从饮食入手对抗关节炎和关节疼痛，那么只需在日常饮食中逐步加入上述食物及营养补剂。与此同时，彼得拉还为你准备了一些专门针对关节炎的食谱，以帮助你调整自己的饮食习惯，为你提供身体和精神上的支持。你可以根据自己的口味、兴趣和心情对食谱进行调整，并根据季节尝试不同的蔬菜和水果，这样你就可以拥有属于自己的食谱了。请尽可能地食用当地的和应季的食品，最好是有机食品。有机食品虽然价格稍高，但绝对物有所值，它们不仅能够提供更多的重要营养物质，而且更重要的是，它们几乎不含农药。因此，有机食品能为你带来更高的健康效益。

请你按照自己的节奏，循序渐进地调整饮食习惯。一开始，目标不宜定得太高，否则你可能会失去继续的动力。我们建议你先进行一段时间的尝试，比如先坚持一个星期，然后再根据自己的情况和需要调整计划。

对减轻关节炎和关节疼痛来说，最重要的还是坚持做练习。而饮食习惯、心理状态和环境等都可以在此基础之上循序渐进地进行改善，最终，你会逐渐寻找到最适合自己的方案。

> 请你给自己一些时间，尝试上述不同的食物，看看哪些最适合自己的口味。你还可以尝试用不同的方式烹饪这些食物，最终找到自己最喜欢的烹饪方式。

抗关节炎果昔

配料（2人份）

* 1个苹果
* 1个熟芒果
* 80克绿叶菜（嫩菠菜，马齿苋，芝麻菜，问荆，嫩荨麻，羊角芹，薄荷等）
* 1根新鲜欧芹或新鲜香菜

* 2个去核红枣
* 2汤匙新鲜研磨的亚麻籽或奇亚籽
* 1撮肉桂粉
* 半个柠檬的汁
* 150~200 毫升水或冷绿茶（视需要而定）

做法

①苹果洗净，去核，切成小块。熟芒果去皮，去核，将果肉切成小块。绿叶菜洗净并晾干。新鲜欧芹或新鲜香菜洗净切段。

②将所有配料放入搅拌机，搅打均匀后食用即可。

抗关节炎粥

配料（1~2人份）

* 8匙麦片
* 1撮肉桂粉
* 1撮盐
* 5~8片新鲜薄荷叶
* 2匙果汁（橙汁或柠檬汁）
* 1~2汤匙糖浆（椰糖浆或枫糖浆）
* 100克草莓
* 100克覆盆子
* 100克蓝莓
* 2茶匙奇亚籽

做法

①将麦片、肉桂粉与盐混合，加入400毫升水，煮沸后盖上锅盖，关火焖熟，制成燕麦粥。

②新鲜薄荷叶切碎，草莓、覆盆子、蓝莓洗净。

③将果汁、糖浆以及新鲜薄荷叶加入燕麦粥中搅拌，倒入碗中，加入草莓、覆盆子、蓝莓和奇亚籽食用即可。

抗关节炎沙拉

配料（2人份）

* 1颗小白菜
* 2个苹果
* 10粒杏仁
* 2粒巴西栗
* 1颗新鲜的野菜
* 50克蓝莓

调味料

* ½ 茶匙盐
* 1茶匙中辣芥末酱
* 1茶匙柠檬汁
* 1汤匙白香醋
* 3汤匙黄豆乳

做法

①小白菜洗净，切成细条。苹果去核，切成小块。杏仁和巴西栗切碎。新鲜的野菜洗净，切碎。将所有材料放入碗中，再放入蓝莓，

制成沙拉。

②将调味料倒入另一个器皿中，混合均匀后倒在沙拉上，搅拌均匀食用即可。

抗关节炎汤

配料（2人份）

* 1个红洋葱
* 1瓣大蒜
* 1块生姜（长约4厘米）
* 500克胡萝卜
* 1茶匙椰子油
* 750毫升蔬菜汤
* 1个橙子的汁

调味料

* 1茶匙姜黄
* 1茶匙咖喱
* 少许黑胡椒
* 少许辣椒
* 少许肉豆蔻
* 半把香菜

做法

①红洋葱、大蒜和生姜去皮，切碎。胡萝卜洗净，切成小块。

②将椰子油倒入锅中加热，放入红洋葱、大蒜和生姜，然后加入胡萝卜炒3分钟。加入蔬菜汤，慢炖15分钟。

③将锅中材料倒入搅拌机打成泥，加入部分调味料与橙汁，撒

上切碎的香菜食用即可。

抗关节炎炒蔬菜

配料（2人份）

* 1个红洋葱
* 2瓣大蒜
* 1个小尖椒
* 1个西葫芦
* 2个茴香
* 4个熟番茄
* 1茶匙椰子油
* 适量蔬菜汤
* 1汤匙无麸质酱油
* 墨角兰、百里香、牛至（生熟皆可）各1茶匙
* 半茶匙姜黄
* 适量黑胡椒粉
* 1汤匙杏仁酱
* 1把豆芽

做法

①红洋葱和大蒜去皮，切碎，小尖椒洗净，切碎。西葫芦、茴香和熟番茄洗净，切丁。

②将椰子油倒入锅中加热，放入红洋葱、大蒜和小尖椒炒香，加入茴香和2汤匙蔬菜汤，焖煮3分钟。加入西葫芦、熟番茄、剩余的蔬菜汤、无麸质酱油、姜黄、黑胡椒粉、墨角兰、百里香、牛至，

小火煮15~20分钟。

　　③加入杏仁酱和豆芽食用即可。可搭配米粉和带皮马铃薯食用，也可将其加入菜汤食用。

抗关节炎烤蔬菜

配料（2人份）

* 500克西蓝花
* 500克蜡质马铃薯
* 1个大小适中的红洋葱
* 2瓣大蒜
* 1个小尖椒
* 半茶匙椰子油
* 450毫升杏仁奶
* 1茶匙速溶蔬菜汤底
* 1茶匙小茴香
* 1茶匙姜黄
* 1茶匙咖喱
* 半茶匙盐
* 适量黑胡椒粉
* 适量大米淀粉
* 半把香菜（也可用莳萝、欧芹代替）
* 1个甜柠檬

做法

①西蓝花洗净，切碎，放入沸水中烫煮3分钟。蜡质马铃薯洗净，

去皮，煮熟后切成薄片。

②红洋葱和大蒜去皮，切碎，小尖椒洗净，切碎。将椰子油倒入锅中加热，放入红洋葱、大蒜和小尖椒炒匀，加入杏仁奶、速溶蔬菜汤底、小茴香、姜黄、咖喱、盐和黑胡椒粉，之后放入大米淀粉勾芡，制成酱汁。

③将西蓝花和蜡质马铃薯放入烤盘并淋上酱汁，放入烤箱以180℃烤20分钟。

④香菜切碎，撒在烤好的蔬菜上，将甜柠檬对半切后，挤汁淋入食用即可。

抗关节炎巧克力球

配料（20颗）

- * 60克杏仁
- * 90克椰丝
- * 2颗红枣（去核）
- * 100克杏仁酱
- * 1汤匙枫糖浆
- * 1汤匙可可粉
- * 少许盐
- * 少许姜黄
- * 半茶匙香草粉

做法

①将杏仁、椰丝和红枣放入搅拌机，搅打均匀。

②将①与剩余配料混合在一起，揉成巧克力球，放入冰箱冷藏

后食用即可。

抗关节炎面包

配料（2人份）

* 500克面粉
* 150克燕麦片
* 135克葵花子或南瓜子
* 90克新鲜研磨的亚麻籽粉
* 60克任意坚果（根据个人喜好选择）
* 2颗巴西栗
* 2汤匙奇亚籽
* 4汤匙洋车前子壳粉
* 1茶匙海盐
* 1汤匙枫糖浆或1.5汤匙椰糖浆
* 适量酵母

做法

①将所有配料放入装有400~450毫升水的碗中，混合均匀，揉成面团。如果有揉面器的话最好使用揉面器。

②将面团放在铺有烘焙用纸的烤盘中进行发酵。如果时间允许，最好让其发酵一个晚上。

③将发酵好的面团放入烤箱，以180℃烤大约1小时。

抗关节炎调味豆腐乳

配料（1人份）

* 2茶匙亚麻籽油

* 125克豆腐乳

* 1片生姜（中等大小）

* 1茶匙姜黄

* 半茶匙肉桂粉

* 少许辣椒粉

* 少许黑胡椒粉

* 1汤匙蜂蜜

* 1汤匙莳萝碎和欧芹碎

做法

①将亚麻籽油倒入豆腐乳中，用搅拌器搅匀。

②生姜去皮，切碎，与姜黄、肉桂粉、辣椒粉、黑胡椒粉和蜂蜜一起加入①中，搅拌均匀，最后撒上莳萝碎和欧芹碎。可直接食用，也可作为抹酱使用。

抗关节炎腌蔬菜

配料

* 3千克蔬菜（羽衣甘蓝、圆白菜、紫甘蓝、大白菜、胡萝卜、茴香和红洋葱）

* 2瓣大蒜

* 1个小辣椒

* 25克辣根（新鲜）

* 3片月桂叶
* 60克海盐

做法

①除红洋葱以外的蔬菜洗净，将3~4片大白菜叶放在一边，将剩余的蔬菜切成小块。

②红洋葱、大蒜和辣根去皮，小辣椒洗净，全部切碎后加入①中，然后加入月桂叶和海盐，用手搅拌（戴手套）。

③将②放入玻璃碗或大锅中，用力压实，然后铺上大白菜叶，用一块石头压住。受到挤压的蔬菜会流出一些汁水，请不要将其倒掉。

④用布或盘子盖住玻璃碗或大锅，但不要封死，这样乳酸菌发酵产生的气体才能散出。

⑤将玻璃碗或大锅放在常温下静置最多十天，然后将其放在阴凉处。五天后，你就可以享用做好的腌蔬菜了。

抗关节炎茶

配料（1人份）

* 1块生姜（长约3厘米）
* 1茶匙姜黄
* 少许卡宴胡椒粉
* 少许胡椒粉
* 2茶匙蜂蜜
* 1个柠檬

做法

①生姜用刨丝器刨成丝状，放入盛有热水的杯中，加入姜黄、

卡宴胡椒粉和胡椒粉，搅拌几分钟。

②将蜂蜜加入①中，搅拌，放至适合饮用的温度。

③柠檬切两半，在②中挤入柠檬汁，搅拌均匀，饮用即可。

恰当的饮食是解决关节炎和关节疼痛问题的关键

恰当的植物性饮食不仅能够帮助你减轻关节疼痛，还能增加滑液中关节软骨所需的蛋白质，增强软骨的抵抗力。同时，植物性饮食还能促进关节的细胞代谢，使营养物质的吸收更加顺畅。

如果能够尽可能地少吃肉类、鱼类、蛋奶制品，最大程度地减少动物性蛋白质的摄入，那么之前由此引发的许多炎症和身体酸化都会逐渐消退。另外，许多人因摄入过多动物性蛋白质而患上的蛋白质贮积病（可能会导致细胞膜阻塞）也会因为饮食的改变而逐渐好转。

恰当的饮食能够降低肌肉的紧绷程度，使疼痛得到缓解甚至完全消失。虽然这并不能解决造成肌肉过度紧绷的根本问题（关节活动角度未得到充分利用），但至少能够起到缓解疼痛的作用。

自然疗法师早已发现，有益健康的植物性食物对缓解疼痛和炎症有惊人的作用，而且这一观点已被许多最新研究成果所证实。

本书提供的饮食建议能够在许多方面促进人体健康，它不仅能够使紧绷的肌肉和筋膜恢复正常，还能缓解关节炎和关节疼痛。

二、从心理上对抗关节炎和关节疼痛

现在，让我们来看看心理因素对健康的影响。若是在几年前，这一话题很可能会引起不小的争议。在本书中我们只讨论心理因素对摆脱关节疼痛和促进软骨再生的影响。同时，我们也想借此话题履行我们之前的承诺——教你如何"启动"有益基因并"关闭"致病基因。

表观遗传学的理论已经证明，健康的饮食、合理的运动以及积极的精神状态都是维持健康至关重要的因素。表观遗传学的观点认为，从根本上看，积极的精神状态不仅可以增强身体的免疫力，甚至还能够对表观遗传的机制产生影响，因为积极的精神状态能够"启动"有益基因并"关闭"致病基因。不过，以上三个因素只是维持健康的基础，而我们在本书中讨论的消除疼痛、降低身体酸度及减轻炎症等话题则可以教会你如何对身体进行更加精细化的管控，以实现更加具体的健康目标。这需要你在脑海中反复想象干细胞形成的过程，或者你也可以反复阅读本书，直到对书中的内容深信不疑。这样的心理训练能够加快你的康复进程。

> 健康的饮食、合理的运动和积极的精神状态不一定能带来健康，但绝对是保持健康的必要条件。

我们在第三章讨论过端粒，我们知道，在特定条件下，端粒甚至可以增长，这意味着人类的寿命可以得到延长。现在，我们要兑现另一个承诺，告诉你增长端粒的具体做法，那就是与"启动"有益基因的做法一样——保持健康饮食、定期运动和心理稳定。

如何从心理上缓解疼痛？

要从心理上缓解疼痛，最重要的一点是让自己感到舒适。这个答案或许有些老套，但事实确实如此。你应当对个人生活或职场生活保持积极良好的心态。当然，你总会有压力大、容易生气或对自己要求过高的时候，不过我们的基因对此是有所准备的，毕竟这样的事情总会反复发生。这和关节的情况差不多，短时间承受过大的压力，关节是能够承受的，但如果关节长期承受过大的压力，就会产生不好的结果。同理，长期的负面情绪也会导致身体出现问题。因此，就像关节会因为突然承受过大的压力而受伤一样，如果突然遭遇了极为严重的创伤性事件，我们的心理也会崩溃。

如何才能保持良好的心理状态呢？你应当对自己的伴侣、工作和生活感到满意，这能起到放松、防止身体酸化以及抑制炎症的作用。如果我们能保持较好的心理状态，创伤就能恢复得更快，身体也能更好地吸收营养。请你尽可能地避开你能察觉到的负面影响，通过创造积极的经历来取悦自己，比如多参加令人愉快的活动，多和积极乐观的人相处。

请你保持积极的心态

由于外部环境等原因，有时你可能会做出自己不太满意的选择。在这种情况下，积极放松的心态仍然很重要，以下这些话或许能够帮到你。我们对生活的感受并非取决于生活本身，而是取决于我们对它的评价。这是一个老生常谈，但也是亘古不变的道理。半满的杯子究竟是盛着半杯水还是空着半个杯子？无论我们怎样看待它，它的本质都是不变的。你对生活的态度能让生活中所有的事情都发生改变。你可以选择以积极的态度看待身边的人和事，也可以选择以消极的态度看待身边的人和事，但不管你的态度如何，这些人和事的本质都是不变的。

> 如果事情并不如愿，无休止的埋怨只会让你止步不前。如果无力改变现状，你至少可以改变自己看待事物的角度。

我们并不是说这很容易做到，事实上这可能是相当有难度的一件事。你可以多花点时间，慢慢培养自己对生活的积极态度，这是很值得的。如果我们无力按照个人意愿去改变自己所处的环境，这便是唯一能够让我们保持心情愉悦或能够缓解压抑情绪的方法。一旦你能做到这一点，任何人和事都将无法对你造成伤害。

三、改善环境，对抗关节炎和关节疼痛

虽然我们很难改变自己所处的环境，但是我们仍然可以采取一些措施——尽可能地让自己处在能够获得积极影响的环境中。

改善环境对减轻疼痛的作用

现在我们先来谈一谈相对次要的环境，我们会在后面多花一些时间讨论比较重要的环境。如果你要和朋友约会，请不要选择位于喧哗街道的咖啡馆，而要选择处在安静地段、周围有着开阔自然环境的咖啡馆。那里最好能提供新鲜制作的食物，而不是工业流水线

上生产的含有大量添加剂的食物。此外，如果你能够有意避开路由器或无线网络发射器的位置，那就再好不过了。在这样的环境中，你能够完全放松下来，疼痛也会得到缓解。而且你会发现，在这样的环境中约会明显要比在其他地方约会舒适不少，因为不良环境带来的负面影响都被避开了。

读到这，你可能会认为这样做太麻烦了，而且这与关节炎、关节疼痛也没有什么显著关联。当你面对一个全新的世界时，你可能会感到胆怯，因为有很多事情都是你之前从来没有注意过的，而且要找到这样一个符合所有条件的咖啡馆也确实很麻烦，不如直接去评价最高的那家。不过，你不必太过着急，慢慢来，在我们的引导和鼓励下一步步做出改变就好。

我们无法将所有需要注意的环境都写进书中，接下来，我们将只讨论比较重要的、人们在日常生活中停留时间最长的环境——卧室和工作场所。

卧室是最重要的地方

我们生命中有大约三分之一的时间都是在床上度过的，而且，在睡眠时，人体的防御工作会减少至10%左右，以便人体能够将主要精力完全放在身体内部。当我们睡觉时，身体会进行新陈代谢、循环和自我修复等一系列活动。所以说，如果你能消除卧室中的不良环境因素，那就意味着你已经消除了三分之一的甚至更多会加剧疼痛的不良环境因素。

无处不在的电子污染就是对人体健康危害最大的不良环境因素之一。请你在晚上睡觉时关掉卧室里或是整栋房子里的路由器（如果有条件，可以安装一个网络开关控制器），并关掉卧室里或相邻房间里的所有电源。此外，请不要在卧室内放置电视机、手机、电热毯以及其他电子产品。

请使用经过有机认证的床垫，因为一项新的研究表明，部分床垫含有的某种防火化学物质可能导致甲状腺疾病。想一想，如果我们的身体每晚都和这样的化学物质接触，我们的健康会受到多么大的影响。此外，请不要使用弹簧床垫，因为我们的身体无法适应金属弹簧带来的磁场变化。请使用天然材质的床罩，另外，木地板、墙漆和窗帘最好也都选用天然材质的。如果你使用的是电动床，那么请让经验丰富的建筑生物学家[1]将床的电源线接到地板下面。

理想的工作场所

布置卧室的原则基本上也适用于布置工作场所。但相比卧室，你在工作场所可操作的余地要小得多——如果你只是公司雇员的话那就更是如此了。不过，你仍然可以采取一些措施。首先，请你尽量关闭电脑的无线网络，用插网线的方式给电脑连网。如果可能的话，请你选择一个离路由器（或无线网络发射器）或是蓝牙发射器尽可能远的办公位置。其次，请你尽量使用接线的固定电话。你所使用的手机的信噪比越小越好。请你不要贴身携带手机，尤其不要把手机放在胸前的口袋中，打电话的时候也请尽量使用免提模式或者

---

[1] 建筑生物学家：指建筑生物学领域的专家。建筑生物学属于建筑科学领域，旨在研究室内环境的各种刺激物。它被认为在整个家庭环境研究领域处于首要地位，其提供了系统化的可信赖的方法，能使家庭和办公环境变得安全。从业人员主要研究个人住宅环境和公共建筑环境如何影响居住者的健康。建筑生物学的重要研究对象是建筑材料、施工过程、电磁场和室内空气质量。——编者注

佩戴有线耳机，而且最好不要将任何蓝牙设备长时间挂在耳边。最后，在工作时，请你保持笔直的坐姿，同时让头部和身子尽可能地远离电脑。电器辐射对人体造成的负面影响会随着距离的增大而减小，距离每增加一倍，其影响就会减小25%。请你在使用笔记本电脑时准备一个外部键盘，这样能够避免双手直接在硬盘上方工作。

> 很多人依旧对电子污染不以为意，但请试试我们的建议，你一定会感受到生活中的变化。

请按照你的节奏去除干扰源

你可能从未听说过这类信息，而且也没有想到会在这本书中读到这样的信息。我们不想让你因为这些信息而感到为难，也希望你不要因为内容过多而选择放弃。我们希望你能够将这些可导致身体酸化、肌肉紧绷和疼痛加剧的干扰源从生活中去除。如果你现在还不知道该如何完成这些事情，那就请按照自己的节奏慢慢来。就像调整饮食一样，每一点改变都能对放松肌肉和减轻疼痛起到积极的作用。

你能够自己决定付出努力的程度，不过，如果你有关节炎和关节疼痛的问题，我们还是建议你努力尝试一下。你可以选择对你来说效果最显著的方法，之后你就会知道这些负面因素对身体产生的影响有多大了。但不管怎样，请你不要忘记一件事：所有会使肌肉紧绷程度增高的因素也能够导致身体酸化和加剧发炎反应，而身体酸化和发炎反应也能反过来加剧肌肉紧绷，这正是我们想要阻止的恶性循环。

四、间接因素和运动对疼痛产生影响的对比

即使间接因素会显著加剧关节炎和关节疼痛，但是我们仍然可以通过改变运动模式（降低肌肉和筋膜紧绷程度）来缓解甚至消除关节疼痛。所以说，如果没有由关节活动角度受限导致的肌肉和筋膜紧绷问题，就不会出现疼痛。然而，关节活动角度受限的问题几乎人人都有，几乎所有人的"关节球"都如同第四章"从'疼痛湖泊图'看疼痛产生的过程"一节中所描述的那样处于疼痛边界。因此，可以说，间接因素本身就足以引发关节炎和关节疼痛。

现在，你已经了解到了如何使间接因素发挥积极作用和如何通过做练习来进一步减轻或消除疼痛。同时，你也了解到了如何为软骨再生创造更好的条件。现在，你应当自己决定是否要改善这些间接因素以及如何改善这些间接因素。

如果你除了关节炎和关节疼痛之外，还有肌纤维疼痛综合征、风湿病或其他炎症性疾病，那么改善间接因素对你来说就更加重要了。你可以通过改善饮食、保持积极的精神状态和改善所处环境来帮助自己摆脱疼痛，进而更好地控制病情。其中，作用最为显著的就是改善饮食，它可以使你受到损伤而变得脆弱的身体得到休息，进而加速修复进程。

***

我们知道，现在你有许多信息需要消化，但你不必有任何压力。接下来，你最重要的任务就是开始进行练习，这些练习不仅能够

帮助你摆脱关节炎和关节疼痛，还能促进软骨再生。在下一章中，我们要讲到这些练习，请你将它们同本章介绍的方法结合起来使用。

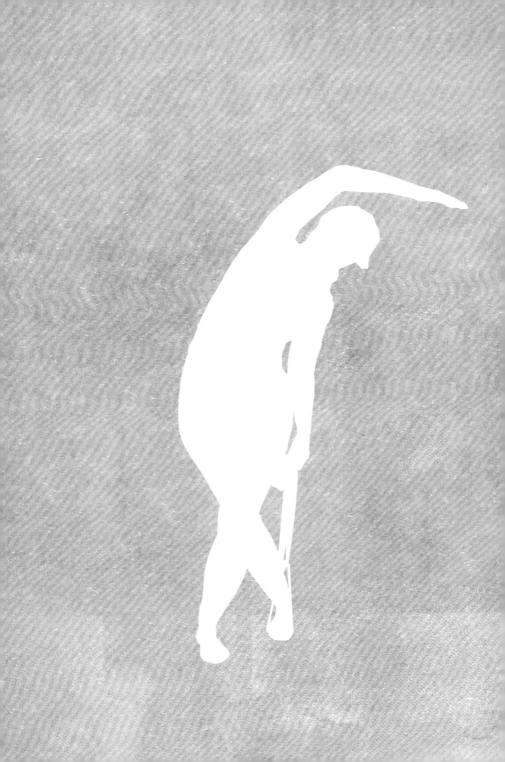

第八章 适用于所有类型关节炎的 L & B 练习与筋膜滚动按摩

　　我们将在本章中为你介绍 L&B 练习与筋膜滚动按摩。请你选择自己所需的项目进行练习，并阅读相应的说明。除此之外，你还可以同时采取措施改善间接因素。你可以先从改善间接因素入手，之后再按照自己的意愿进行练习。当然，你也可以先做练习，体会到筋膜滚动按摩的效果之后再逐步改善间接因素。

　　在做这些练习之前，你一定要认真阅读本章的练习简介，这样才能避免在做练习时出现错误，并且能够使练习最大程度地发挥作用。

一、我们的练习能够终止关节磨损与疼痛

　　想要终止关节磨损，最重要的是让关节活动角度得到充分的利用。因为只有当关节活动角度得到充分利用，软骨才能均匀地承压和放松，从而充分地汲取营养、排出代谢废物和进行修复。筋膜滚动按摩能够帮助你更加轻松地在更大的角度内进行关节活动，进而摆脱疼痛。久而久之，你关节活动角度受限的问题就能慢慢得到

解决。

现在，是时候让你紧绷的筋膜网络再次变得松弛，以使你的身体获得解放了。进行 L&B 练习需要你花些时间，还需要你有很大的毅力。但只有这样，你才能补上多年来因关节活动受限而欠缺的许多运动。这的确不是件容易的事，但是在初期是很快就能见到成果的，因为关节承受的压力在1~2周内便会显著减小，从而使你的疼痛减轻，让你的生活变得更加轻松。而且，你会在做练习的过程中体会到乐趣，同时你的关节磨损程度也会慢慢降至正常水平。

为什么这套练习见效如此之快？这是因为它能直击疼痛问题的根源。这些练习会从关节承受压力最大的地方开始起作用，并通过分离粘连的筋膜来释放掉这些压力。正常的筋膜应当呈网状，且富有弹性，能够跟随身体的运动进行自如地收缩，但粘连且紧绷的筋膜会使关节承受过大的压力。

总而言之，这套练习能够帮你不断地释放关节的压力，并逐渐使收缩的筋膜舒展进而恢复到原本的长度，以使关节的活动角度得到充分利用。渐渐地你会发现，充分活动关节这件事会变得一天比一天简单，这是因为软骨的磨损程度正逐渐降至正常水平，关节承受的压力也在逐渐减小，最终恢复正常。由于软骨能够再次均匀地承压和放松，因此，它能够正常地吸收营养物质，同时排出代谢废物。也就是说，软骨已经开始了修复过程。

我们的练习能让你的筋膜恢复弹性。你的关节活动能力将日益提高，关节疼痛也会逐渐消失。

二、在练习初期，肌肉可能处于超负荷状态

请尽快开始进行 L&B 练习与筋膜滚动按摩吧，这是减轻或消除关节疼痛的最快方式，因为这些练习会直击疼痛问题的根源。但是在练习初期，你的肌肉很可能会处于超负荷状态。举例来说，如果有人强迫你立刻改掉多年形成的习惯，那你很可能会立即表示反对甚至大声斥责他的这种干涉行为。你会反应过度，因为这对你来说有些操之过急了，你需要时间慢慢改变。

我们的肌肉也是如此，如果在初期你进行了过度练习，那肌肉很可能会"提出抗议"——它们会收缩在一起，想要"好好休息"。而对你来说，这可能意味着强烈的疼痛，因为肌肉的紧绷程度在这个过程中会再次升高。不过，你要知道，这并不能说明这些练习对你是无益的，相反，这说明它们能够为你带来许多益处。因为在自然疗法中，这种初始阶段的恶化情况被称作"好转反应"，表明治疗在发挥作用。

与疼痛建立新的关系

疼痛常被认为具有负面影响，所有人都想摆脱它，认为它令人烦恼、难以摆脱，像是某种惩罚。

你已在本书中学到了很多关于疼痛的知识，它们改变了你之前对疼痛的看法。现在你已经知道，身体出现的疼痛是提醒我们不要继续伤害自己的身体并让我们采取行动以维持健康的信号。

在整骨治疗中，一定程度的疼痛其实代表着病情的好转，这种疼痛对

你是有益的。同样，在刚开始进行 L&B 练习与筋膜滚动按摩时，你也会出现这样的疼痛，但随着练习的深入，疼痛会慢慢减轻，你和疼痛之间也会建立起新的关系——它会为你指出身体过度紧绷的部位。对你而言，疼痛是一种积极的信号，提醒你关注自己的身体。也就是说，疼痛是我们和自己的身体进行交流的一种"语言"。

进行浴缸测试

如果你担心练习会给你的肌肉造成负担，可以先用我们的方法测试一下。这个方法能让你了解到疼痛到底是由肌肉和筋膜紧绷程度过高引起的还是由关节炎引起的，同时，该方法还能起到放松肌肉的作用，使你能够更好地进行练习。这个方法很简单，你只需在舒适的热水中泡30~45分钟或是冲个热水澡。如何判断水温舒适与否呢？如果你能躺在浴缸中平静而放松地进行深呼吸，那水温便是舒适的；如果水温因太高或太低而让你想要离开，那就调节一下水的温度。

洗完澡后，请你擦干身体，再次感受一下疼痛的关节。你可能会发现，疼痛得到了缓解，而且行动也更加自如了。这说明肌肉和筋膜的紧绷程度过高才是导致关节疼痛的真正原因，同时，这也证明了你的关节并没有发炎。因为如果你的关节真的发炎了，那么热水澡只会让关节更加疼痛，你很可能根本就不愿意把疼痛的部位放进热水里。

如果你愿意，那就在进行第一次练习之前尝试这个方法吧，这不仅能够让你更加了解自己的病情，还会使你的身体得到放松。

对软骨进行短暂而稳定的施压是有益的

你仍然因为关节受损而不敢做这些练习？你害怕关节软骨会因此进一步受到损伤？现在，你完全不需要有这样的担心。对软骨或骨头造成伤害的是运动时产生的过大压力，而在做练习时，软骨会在静止的状态下相互挤压，这对你是有好处的。因为软骨长时间没有承重的区域终于再次受到了挤压，这使得软骨细胞内的代谢废物能够排出去。当你做完练习，从练习姿势回到正常姿势后，软骨就能再次充分地吸收营养了。

我们认为，我们的练习能够促使身体将干细胞输送至受损的软骨，使软骨再生。虽然我们还不能完全证实这一点，但是在多年的研究中，我们已经见过了许多软骨再生的案例。我们相信，软骨再生是可实现的。在第六章的"磨损的软骨还能再生吗？"一节中，你能找到更多的信息。

> 万事开头难，请你寻求专业的帮助。在康复之路上，我们会一直伴你左右。

走出解决关节炎和关节疼痛问题的"死胡同"

在大多数情况下，关节疼痛都属于警戒性疼痛。这是身体发出的信号，提醒我们不要再进行任何有损关节、椎间盘或是脊柱的运动。许多原因不明的疼痛都是这样产生的。

如果选择忽视疼痛或服药抑制疼痛，疼痛所预警的事情就会发生——身体患上关节炎。由于疼痛和关节炎在这个阶段同时出现，数百年来，人们一直认为关节炎就是导致疼痛的原因。随着疼痛的加剧和关节炎的恶化，人们对这种错误的认识更加深信不疑。但实际上，关节炎之所以恶化，是因为肌肉和筋膜的紧绷程度一直在升高。

接下来，我们会向你介绍筋膜滚动按摩和我们独创的练习，以使你过度紧绷的肌肉和筋膜恢复到正常状态，虽然这种方法颇受传统医学的质疑。然而，事实证明，这种方法不仅能"关闭"大脑中释放疼痛信号的"开关"，而且证明了疼痛和关节炎实际上并无关系。而且，一旦疼痛消失，软骨就能开始修复工作，这时，再按照我们的饮食建议改善饮食，大多数患者都能取得良好的治疗效果。

如果想要获得长期的治疗效果，请坚持不懈地进行筋膜滚动按摩和我们的练习。

三、筋膜滚动按摩简介

我们研发的筋膜滚动按摩可以帮助你在进行练习前热身，而且其对缓解关节疼痛和关节炎有积极的作用。此外，该按摩还能促进细胞代谢，这一点在你刚刚开始自行治疗关节炎时尤为重要，因为其能帮助关节软骨快速排出代谢废物，从而更好地吸收营养。

你在做筋膜滚动按摩前，最好能够准备一个中等硬度的网球、一个柔软的玩具球、一根小的圆棒（一定不能太硬）和一根较大的圆棒作为按摩辅具。如果你找不到硬度合适的圆棒，也可以在擀面杖外面包上一层柔软的东西来替代。

筋膜滚动按摩有哪些作用？

筋膜滚动按摩有两个主要作用。第一个作用是促进人体细胞间隙液的流动，使其排出代谢废物，以便为筋膜提供营养，同时减轻身体的酸化反应。由于细胞和筋膜之间的空间非常狭窄，细胞间隙液本身就不容易流动，如果再加上身体摄入的营养不足，想要通过外力来促进细胞间隙液流动就会变得更加困难。你必须用按摩棒进行相当缓慢的按摩，而且要用力向下压。我们发明的按摩棒要比一般的按摩棒柔软，其柔软的表面可以保护身体组织，你可以加大按摩的力度而不必担心其会对身体造成损伤。尤其是在按摩对疼痛敏感的部位时，你也可以用力。另外，我们在按摩棒的表面下添加了一些较为坚硬的材料，以增强按摩效果。

第二个作用是使成纤维细胞（成纤维细胞的功能是每天24小时不断地"编织"蜘蛛网状的筋膜）的纤毛"解开"粘连的筋膜。这一作用同样要通过缓慢地促进细胞间隙液的流动来实现。

此外，筋膜滚动按摩还有一个作用，那就是通过压实肌肉、筋膜与骨头使身体得到放松，让你在做练习时更容易摆出标准的姿势。尤其是在练习初期，筋膜滚动按摩起到的作用将更加显著。

筋膜滚动按摩的方法

在按摩时，请你在身体可承受的范围内尽可能地加大力度。如果条件允许，请你躺或坐在按摩棒或按摩球上，以便借助重力进行按摩。你也可以靠在墙上，将按摩棒夹在身体和墙面之间进行按摩，但是要用力贴紧墙面。在按摩时请使用双手操作按摩棒或按摩球，将按摩棒或按摩球的表面压陷1~2厘米并保持这个力度，用双手交替进行操作，以保证滚动的连续性。只有这样才能防止细胞间隙液在按摩的过程中回流。

筋膜滚动按摩主要有两种。第一种需要用到按摩棒，方法是用按摩棒朝着同一个方向进行连续滚动按摩。例如，从指尖开始沿着手臂往心脏方向滚动，从脚尖开始沿着腿部往心脏方向滚动，从腰部开始沿着上半身往心脏方向滚动，从头顶开始往心脏方向滚动。第二种需要用到按摩球，其方法是沿直线进行螺旋式滚动按摩。在使用按摩球时，也务必用双手操作，这样才能在一只手握住球时用另一只手施加压力。

多大的压力能使筋膜滚动按摩发挥最大的作用？

假设疼痛程度分为1~10级，那么我们施加的压力应该尽可能地使疼痛程度接近10级，你能很容易地感受到这种强度的压力。我们身体的有些部位对压力较为敏感，当你对这些部位进行筋膜滚动按摩时，用力越大，痛感就越强烈。当疼痛程度达到10级时，你必须绷紧身体才能忍受这样的疼痛，比如握紧拳头或者屏住呼吸。但我们的目标并不是触发这样的疼痛。为什么呢？因为我们的目标是让身体放松，所以如果我们让身体因疼痛而变得紧绷，那将会导致大脑中引发疼痛的程序被再次启动，而我们本来要做的是解除这一程序。最有效的疼痛程度应当接近10级，也就是9.5级左右。另外，若你按摩的部位几乎毫无痛感，则表明该部位的肌肉和筋膜没有紧绷程度过高或代谢异常的问题。但即便如此，也请你按照上述方法用力地在这些部位进行按摩。需要注意的是，若按摩的部位有皮肤受损、脓肿或其他皮肤变化等问题，请你避开这些部位或小心地进行按摩。虽然这些部位可能也存在肌肉或筋膜过于紧绷的问题，但是为了避免身体受到其他损伤，还是应当谨慎一些。

> 请你每天抽出一定的时间进行筋膜滚动按摩，久而久之，按摩就会成为像刷牙一样每天必须要做的事情。

应当多久进行一次筋膜滚动按摩？

我们并不对进行筋膜滚动按摩的频率作要求。对刚刚开始进行练习的患者而言，最好每天进行一次按摩，每次按摩的时长可根据自己的意愿决定。但不管按摩多久，都至少应该将按摩的流程完整地进行一遍。你可以每周休息一天，让身体能够持续地运作。

你可以每天早上先做筋膜滚动按摩，然后再进行 L&B 练习。不过，由于完成整套练习大概需要15分钟（视不同的关节而定），很多患者都会选择在晚上进行筋膜滚动按摩，而且在晚上按摩还能一边按摩一边看电视或是和家人聊天。此外，你会渐渐发现，做练习不会耽误你的工作，因为生活中有很多时间都可以被利用起来。比如说，当你在电脑前工作时，就可以顺便坐在按摩球上。总而言之，何时进行按摩并不重要，重要的是要每天坚持。

四、L&B 练习简介

我们的练习是专门为关节炎患者设计的，它将帮助患者在最短的时间内摆脱关节问题的恶性循环。请你务必按照我们提供的方法进行练习，不要擅自改变动作的角度和方位，我们发现，有时患者可能会把从别处看到的练习和我们的练习混淆。曾有理疗师"出于好意"对我们的练习进行了"改良"，结果导致患者无法取得预期的效果。

人人都会做伸展运动，而且出于不同的锻炼目的，人们的伸展运动又有很多种方式。尽管很多人都在做伸展运动，但他们中也有很多人有关节炎和关节疼痛的问题，这些人中甚至包括瑜伽老师或芭蕾舞演员。之所以会出现这种情况，是因为人们伸展身体的目的不同。例如，芭蕾舞演员做伸展运动是为了让自己的肢体更加灵活，瑜伽老师做的是运动中的伸展运动，以通过刺激身体特定位置的经络来增强身体的敏感性或增强肌肉的功能。当然，所有这些伸展运动对身体都是有益的。

L&B 练习的特殊作用

我们研发这套练习的目的十分明确。我们希望它能够帮助你拉伸特定部位的肌肉、筋膜和经络，同时拉伸所有僵硬的身体部位，让关节活动角度得到充分利用。这样一来，关节承受的压力会回到正常范围，关节磨损也会终止，另外，骨骼肌会变得灵活有力，而你也能长久地摆脱疼痛。我们的练习会让你终生都不再受疼痛的烦扰，还能促进软骨再生。终有一天，你的关节功能会完全恢复正常，到那时，你便可以和你的家人一起踢足球或是打网球了。

如果经过一段时间的练习，你的关节疼痛仍然没有得到明显缓解，那就说明你尚未进入状态。如果是这样，请你一定不要轻易放弃，否则之前的努力就会付之东流。我们常常听到患者抱怨"这个练习不适合我"或者"这个练习对我来说太难了"，请千万不要给自己找类似的借口，一定要坚持下去。你可以把每一次实现的小目标都当作新的起点，这样你就会不断取得进步。即使你身体的某个关节每天只能扩大1毫米的活动范围，但坚持十天便能扩大1厘米。坚持做练习，你就能真正重建一个健康的关节。

L&B 练习有哪些目标？

L&B 练习的第一个目标是帮助患者尽快减轻关节疼痛，同时缓解关节炎。

第二个目标是将关节和关节软骨承受的过高的压力降至正常水平，从而终止软骨磨损。

第三个目标是使关节活动角度得到充分利用，通过对软骨进行施压与放松来使其获得营养，促进其再生。通过做练习，患者的关节活动角度会逐步增大，而软骨受到挤压的部分也会逐渐增加。

第四个目标是对再生的软骨施加尽可能高的压力，从而促进干细胞进行软骨修复工作。你不必担心过高的压力会造成不好的结果，因为只有在移动的状态下挤压关节软骨才会导致其磨损，而在静止的状态下就不会出现这样的后果。举例来说，如果你用一张细砂纸打磨木头，就必须在木头表面来回摩擦，而且摩擦得越快，打磨的效果就越好。而如果你只是用力将砂纸压在木头上，不去移动细砂纸，那即使用再大的力气也不会使木头的表面发生变化。这就是为什么关节在不运动的状态下，即使承受了压力也并不会受到损伤，相反还能因此受益。

第五个目标是让你的关节能够正常活动并且长期保持这样的状态。在这个状态下，身体的各项功能（例如，新陈代谢）会恢复到基因设定的理想状态。之后，由肌肉过度紧绷引起的骨骼变形就能慢慢恢复。不过，达到这一目标比消除关节疼痛或终止关节磨损要花更多的时间。当然，也有一些骨骼的变化是不可逆的。但是，请不要因为这样的情况而退缩，因为只有尝试之后才能知道结果。请你坚持做练习并观察身体的变化，要知道，我们的身体天生就具有自我修复的能力。

请你千万不要盲目地质疑我们练习的有效性。不管是你还是医学院教授、医生、物理治疗师、手动治疗师和民俗疗法治疗师，都无法知道答案，因为这个问题只有你自己的身体知道。因此，请不要因为他人的否定就放弃努力。想想那场持续了十多年的有关软骨是否能够再生的争论吧，尽管事实已经证明答案是肯定的，但争论仍在继续。

> 请找到适合自己的练习并立即开始行动。只要坚持，你就能像往日一样灵活地进行运动了。

L&B 练习的步骤

练习的步骤都是设计好的。每完成一个步骤大约需要2分钟，时间虽短，但是效果较为显著。况且，你的练习和按摩的总时长也基本不会超过15分钟，这是很高效的了。当然，你也可以进行更长时间的练习，以更快取得效果。

然而，过度练习也是不可取的，因为这会过度刺激身体生长或发生变化，反而使身体无法承受。当然，你身体的承受能力也和你的饮食状况有很大关系。请随时关注身体的反应，如果在练习过后你感到疲倦且关节活动角度仍然没有得到改善，这就意味着你需要休息一周或更长的时间。当身体恢复到正常状态后，再进行练习，效果会更好。

每个练习都包括三个简单步骤。

第一步：摆好姿势，慢慢伸展身体。

第二步：保持伸展后的姿势，进行反向拉伸，使身体处于紧绷状态。然后放松。

第三步：继续伸展身体。

伸展的强度十分重要

在第一步中，你需要先摆好姿势，然后再慢慢伸展身体。在此过程中，筋膜中的成纤维细胞会重新学习"编织"筋膜的方法。注意，伸展身体时，你需要将疼痛程度控制在10级以下。但是，为了保证练习的效果，你还需要将疼痛程度保持在8级以上。8级是你能够明显感到疼痛的程度，而10级则表示疼痛剧烈，你必须绷紧身体才能勉强忍受。因此，为了在最短的时间内达到最佳的效果，请你将疼痛程度控制在8~10级之间。

不同伸展强度下的疼痛程度

为了帮助你尽快步入正轨，请你在关注疼痛程度的同时，留意身体的压迫感和不适感。

1级：逐渐产生轻微的紧绷感，无痛感。

2级：轻微的紧绷感，无痛感。

3级：较为明显的紧绷感，无痛感。

4级：非常明显的紧绷感，无痛感。

5级：强烈的紧绷感，开始疼痛。

6级：轻微的痛感。

7级：痛感逐渐增加，易于忍受。

8级：明显的痛感，可以忍受。

9级：非常明显的疼痛，勉强可以忍受。

10级：强烈的疼痛，必须绷紧身体才能忍受。

10级以上：必须将身体绷得越来越紧，直到某个时刻再也无法忍受。

如果你刚刚开始进行练习，应当时常关注自己的伸展强度。上面这张疼痛程度表便能够帮助你评估自己的疼痛程度。例如，有时你可能已经感受到了明显的疼痛，却没有紧绷的感觉，你不必感到困惑，因为疼痛程度表显示，这正是疼痛程度在8~10级之间应有的感受（图8-1）。

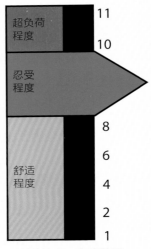

图8-1　疼痛范围

当疼痛程度符合8~10级的描述时，我们的练习便能在最短的时间内发挥最大的作用。

反向拉伸——另一种方式的力量训练

在第二步中，你要做的是反向拉伸。动作不宜过快，要逐渐地增大力度，直到达到自己的极限。

这种反向拉伸是另一种形式的力量训练，也可以说是极限负重训练。本步骤可以让你的肌肉在关节进行各种角度（之前没有利用到的角度）的活动时变得更加有力，而不会像一般的器械训练和自重训练那样使肌肉和筋膜变得更加紧绷，毕竟我们的目的是解决肌肉与筋膜的紧绷问题，而不是使问题进一步加重。反向拉伸能够提升身体对关节的控制能力，还能促进干细胞转化为软骨细胞。同时，肌肉的紧绷程度会下降，然后你就可以继续增大拉伸强度了。

在进行反向拉伸时，你应将疼痛程度控制在10级以下。通常疼痛程度并不会超过这个数值，因为大脑会在身体受到损伤之前控制拉伸的力度。

在第三步中，我们要停止反向拉伸，并像第一步一样继续伸展身体。此时的疼痛程度也应该被控制在8~10级之间。

> 反向拉伸能帮助你增强肌肉的力量和弹性，同时缓解发炎反应并提升身体对关节的控制能力。

总之，练习的基本原则就是，只要你还能忍受，也没有受伤，就应该继续慢慢地进行练习，并将疼痛程度控制在10级以下。注意，在做练习时小心不要滑倒或是绊倒了。

练习的频率和时长

通常情况下，我们建议你一天做一次练习，每周休息一天。但是由于各种原因，每个人能够接受的练习频率都不同。原则上你应该尽可能多地做练习，这样才能取得显著的效果。但也不宜过度，因为那样身体会因为超负荷运动而无法进行修复工作。

一套练习的时长为2分15秒。第一步为1分钟，第二步为15秒，第三步为1分钟。

一天中的什么时候适合进行练习？

什么时候进行练习并不重要，重要的是一天至少要进行一次练习。要知道，导致你出现关节炎和关节疼痛问题的"程序"仍在你的体内运行。因此，你必须坚持定期做练习。

如果在早晨进行练习，你会明显地感受到肌肉、筋膜的紧绷感很强且身体活动受限，此时做练习，难度会更大。不过做完练习之后，你的身体一整天都会处于相对放松的状态。如果在晚上进行练习，由于此时肌肉经过了一天的活动而变得更加灵活，所以你可以更加轻松地完成练习。但从另一个角度来说，你可能会因此难以取得更大的进步，因为你会误以为自己已经做得很"标准"了。

因此，我们建议你在早上做练习。根据我们的经验，人们要在一天中处理的事情太多，如果不先完成练习，那到了晚上，做练习这件事往往就会因为没有时间而不了了之。

练习的结束也是新的开始

通过做练习，如果有一天你患病的关节已经摆脱了疼痛且能够活动，那么你下一步要做的就是让所有尚未出现疼痛的关节都恢复到健康的状态。如果这一目标也实现了，接下来你就要努力提高整个身体的活动能力。这是让身体保持健康状态的基本前提，也是我们所有人一生努力的方向。只有这样，我们才不会辜负自己的人生。在此过程中，我们将竭尽全力地帮助你。

五、制订修复计划

（1）请你学习本书的理论知识，为实践树立信心。

（2）请你熟悉每一种筋膜滚动按摩，充分利用按摩辅具。

（3）请你熟悉练习中的每个姿势，备好弹力带或替代工具。

（4）请你时常向自己提出以下问题：最近摄入的营养是否得当？可以减少摄入哪些不健康的食物？可以尽量增加摄入哪些有助于改善身体状态的食物？

（5）请你为自己制订周一到周六的计划（包括饮食改善计划），确定进行 L&B 练习和筋膜滚动按摩的时间，计划要安排得合理。

（6）第1周，请你按照计划进行，并记录哪些事情做得到，哪些还做不到，以及有哪些事情可以改进。

（7）请你利用周日浏览笔记，回顾过去六天的练习成果，视情况提高或降低对自己的要求，但要做到将疼痛程度控制在8~10级之间。

（8）在接下来的3周，按照同样的方法进行优化调整，同时注意将疼痛程度控制在8~10级之间。

（9）请留意疼痛是否有所减轻，关节活动能力是否有所提高，如有问题请随时查阅本书。

（10）如有疑问或需要帮助，请就近寻找专业的物理治疗师。

（11）请你坚持进行 L&B 练习和筋膜滚动按摩，这样才能摆脱疼痛、持续提高关节的活动能力，同时将身体状况改善至关节软骨再生所需要的水平。

晚上通常是一个人一天中最为疲惫的时候。尽管完成练习和按摩只需要大约15分钟，但很多人都觉得自己没有时间，不知道该怎么从照顾孩子、陪伴家人、工作以及其他事情中腾出这点时间。我们通常会询问患者早晨起床的时间，如果他们打算6点半起床，我们就会建议他们把闹钟调早15分钟。这样一来，患者就能在早上不受影响地完成练习了。

如果还是觉得练习太耗费时间，你可以把它分为两个部分。例如，周一、周三和周五进行筋膜滚动按摩，周二、周四和周六进行 L&B 练习。

六、针对常见关节炎的 L&B 练习与筋膜滚动按摩

下面，我们将为你详细介绍针对常见关节炎的筋膜滚动按摩和 L&B 练习，并简要说明每种关节炎的成因。祝你拥有一个愉快的体验！

在开始进行练习和按摩之前，请你先了解一些重要信息。由于大多数关节都是由相同的肌肉和筋膜牵引的，因此，我们针对不同部位的关节设计了相同或极为相似的 L&B 练习和筋膜滚动按摩方法。所以，在针对不同关节部位的练习和按摩方法中会出现一些相同的内容。只有针对指间关节炎和指末端关节炎的练习和按摩的内容是合并在一起的，因为这两种关节炎对应的练习和按摩是完全相同的。

筋膜滚动按摩准则

- 务必使用双手抓住辅具。
- 在疼痛程度不超过10级的前提下，以最大的力度进行按压。
- 按摩时动作要非常缓慢。
- 始终朝心脏方向进行滚动按摩。
- 头部和身体的两侧都要按摩到。
- 按摩手臂、肩膀、骨盆及腿部时，只需要对疼痛的一侧进行按摩。
- 以直线状进行按摩时，始终使用小号按摩棒或中号按摩棒。
- 以螺旋状进行按摩时，始终使用小号按摩球或中号按摩球。

- 最好在早晨进行按摩，也可以早晚各进行1次按摩。最重要的是每周必须定期按摩6次。
- 在不影响生活作息的前提下，尽可能长时间地进行按摩，并且最好终身坚持。

练习准则

- 图片的动作若向右进行，你在实际操作时应向左进行。
- 第一步：平静地深呼吸，拉伸1分钟。
- 第二步：在15秒内逐渐使出最大力气进行反向拉伸，然后放松。
- 第三步：再次平静地深呼吸，拉伸1分钟。
- 尽可能地进行拉伸和反向拉伸，并将疼痛程度控制在8~10级之间。
- 拉伸时如果出现疼痛也无需担心。
- 放慢动作，集中精力。
- 头部与身体的两侧都要进行练习。
- 在做手臂、肩膀、骨盆及腿部的练习时，只需要在疼痛的一侧做练习。
- 若练习的动作对你来说难度较大，请使用弹力带作为辅助。
- 最好在早晨进行练习，也可以在早晚各进行1次练习。最重要的是每周必须定期做6次练习。
- 在不影响生活作息的前提下，尽可能地进行长时间的练习，并且最好终身坚持。
- 如果做练习对你来说耗时过长，则可以分两天完成（如周一、周三、周五进行筋膜滚动按摩，周二、周四、周六进行 L&B 练习）。

颞下颌关节炎

1. 颞下颌关节炎的成因

颞下颌关节炎的成因有很多。第一个原因是患者很少做张大嘴巴的动作。许多牙医指出，如今，越来越多的患者难以张大嘴巴，或难以长时间张大嘴巴。这是由于很多食物都过于柔软，我们无须费力咀嚼就能轻松食用，例如汉堡或薯条等食物。还有很多人因为难以张大嘴巴而无法直接食用大个儿的苹果，必须将其切成小块才能食用。我们在日常生活中需要张大嘴巴的机会实在太少了。

另一个原因是工作和生活压力过大。在大多数情况下，面对压力时，人们必须"咬紧牙关"才能挺住，这是人体的一种生物力学上的缺陷——肌肉必须在收缩时才能释放压力。与此同时，大脑的运动程序会逐渐识别肌肉的紧绷状态并适应这种变化，从而导致筋膜粘连，进一步限制张嘴的动作。关节头也会发生错位，导致部分软骨承受过大的压力并产生磨损，而没有承受压力的部分软骨则会因缺乏营养而退化。

2. 随之而来的疼痛和不适感

处于紧绷状态下的面部肌肉和颞下颌关节炎可能会引起颌骨痛、下巴痛、牙痛、头痛、耳痛、偏头痛、三叉神经痛或眼痛。此外，患者还可能出现听觉障碍或耳鸣等器官功能性障碍。

请在面部的左右两侧进行筋膜滚动按摩并做 L&B 练习。

3. 针对颞下颌关节炎的筋膜滚动按摩

请对以下部位进行筋膜滚动按摩

　　你需要使用：小号按摩球和小号按摩棒。

　　❶请使用小号按摩棒对太阳穴周围进行按摩，使用小号按摩球对下颌部位进行按摩。

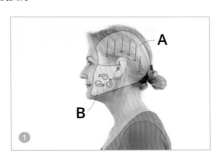

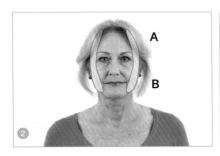

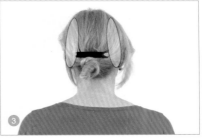

❷请在图❷和图❸所示部位使用小号按摩棒进行按摩。

按摩方法

　　请用双手抓住小号按摩棒，先从靠近脸部的头的位置自上而下沿着箭头方向进行按摩，再从头顶自上而下地进行按摩，最后再从靠近后脑勺的位置自上而下地进行按摩，直至颧骨或耳朵的位置（图❶A、图❷A、图❸）。

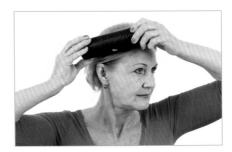

请用双手抓住小号按摩球，对面颊进行螺旋式按摩（图❶ B，图❷ B）。

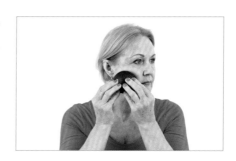

4. 针对颞下颌关节炎的练习

下颌张开

第一步

请将头稍微向后仰，尽可能地张大嘴巴，并用手将下颌慢慢往下拉伸。在此过程中，颧骨、太阳穴或颞下颌关节处都有可能产生拉伸疼痛。

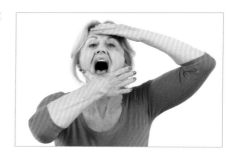

第二步

用手将下颌固定在张开位置，同时逐渐使出最大的力气试图合上嘴巴。合嘴时，对下颌施加的力量不宜过大，以免张嘴幅度减小。最后，请缓慢地停止用力并放松。

第三步

再次将下颌向下拉，使嘴巴尽可能地张大。

向前拉伸颞下颌关节

第一步

稍稍张开嘴巴，用手将下颌尽量向前拉伸。同时，尽量将手指向下伸，以减少牙齿承受的拉力。该动作可能会使颞下颌关节周围产生痛感，也有可能会引起牙痛。

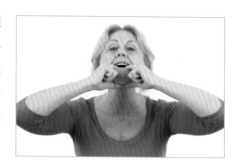

第二步

用手将下颌固定在向前拉伸的位置，并逐渐使出最大的力气试图向后移动下颌。向后移动的力量不宜过大，以免下颌向前拉伸的幅度减小。最后，请缓慢地停止用力并放松。

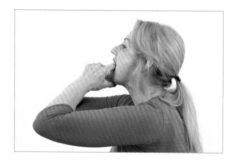

第三步

再次用手将下颌尽可能地逐渐向前拉伸。

向后拉伸颞下颌关节

第一步

　　稍稍张开嘴巴，用手将下颌
尽量向后拉伸。该动作通常会使
脸颊部位尤其是颧骨周围产生
痛感。

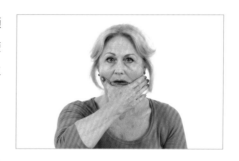

第二步

　　用手将下颌固定在向后拉伸
的位置，并逐渐使出最大的力气试图将下颌向前移动。手部发力，使下
颌向后拉伸的幅度保持不变。最后，请缓慢地停止用力并放松。

第三步

　　再次用手将下颌尽可能地逐渐向后拉伸。

颈椎关节炎

1. 颈椎关节炎的成因

颈椎关节炎的首要成因是错误的姿势，尤其是人们工作时的姿势。大多数伏案工作的人在工作时都是保持弓背的姿势，这会让胸椎一直呈弯曲的状态。同时，为了能够直视前方，他们又不得不强行向前伸展颈椎，继而导致脊柱前倾。这种情况可能会继续发展下去，等到这些人上了年纪，他们胸椎的上半部分几乎会变成水平的，这时，他们只有将颈椎拉伸到极限才能够使头部保持直立。这种错误的姿势会使颈部的肌肉变得越来越紧绷。对许多从事伏案工作的人（实际上是大部分从事伏案工作的人）来说，随着时间的推移，颈部会变得越来越僵硬。

颈部的筋膜也会逐渐变得粘连，直到颈部变得几乎无法屈曲，其结果就是颈椎关节相互挤压与摩擦。而且，由于筋膜粘连，颈椎很少或从不屈曲，并且位于胸椎上方的头的位置也不正。因此，关节软骨承受的压力会集中在一侧，这会导致其吸收的营养减少，进而退化。

2. 随之而来的疼痛和不适感

长期保持错误的姿势会引发各种各样的疼痛，如后侧颈部产生紧绷感和灼热感，左右两侧和前侧颈部可能也有痛感，吞咽动作可能也会带来疼痛。这些症状可能都会伴随颈椎关节炎的产生而出现。颈椎关节炎还有可能引起头晕、听觉障碍或耳鸣等器官功能性障碍。此外，由于颈部和肩部相应位置的神经和血管受到了压迫，夜间颈部刺痛或者手指麻木等症状也可能出现。

即使你的颈部只有一侧感到疼痛，也请你对颈部两侧都进行筋膜滚动按摩，并完成相应的练习。

3. 针对颈椎关节炎的筋膜滚动按摩

请对以下部位进行筋膜滚动按摩

你需要使用：小号按摩球、小号按摩棒、中号按摩棒。

❶请使用小号按摩棒在该部位进行按摩。

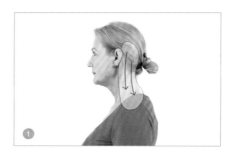

❷请使用中号按摩棒在该部位进行按摩。

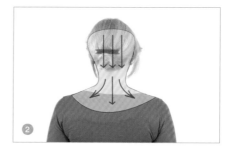

❸请使用小号按摩球在该部位进行按摩。

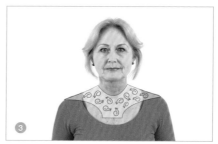

按摩方法

请用双手抓住小号按摩棒，将其靠在耳后突出部位上。小号按摩棒应与肩膀成45度角（置于头的左后侧）。这样你就可以对颈部侧面和背面之间的部位进行按摩了（图❶）。请你在抓牢按摩棒的前提下，尽可能地将按摩棒推向肩胛骨的方向。

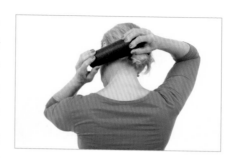

请用双手握住中号按摩棒，将其置于脑后双耳顶端连线的位置。在做这个动作时，你可以朝前下方拉伸颈部。请你在握紧按摩棒的前提下，尽可能地将其推向肩胛骨的方向（图❷）。

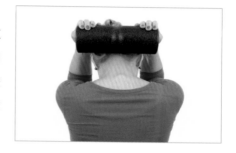

请用双手握住小号按摩球，先沿着轮廓线（图❸）进行按摩，再在轮廓线内的区域做螺旋式滚动按摩，尤其要着重按摩锁骨的内端和胸骨的上半部分。

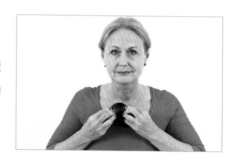

4. 针对颈椎关节炎的练习

头部45度拉伸

第一步

　　请先将头部向右转45度。然后屈曲右肘，并尽可能地让右肩下沉，同时让胸椎保持挺直状态。接着请将左手越过头顶，指尖靠在右耳顶端，并尽量将头部向左前下方拉伸。这时，你的右后侧颈部会因拉伸而感到疼痛，有时

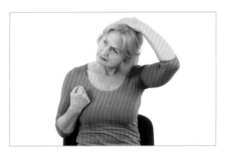

左侧的颈部可能也会出现疼痛的症状。

第二步

　　用左手将头部保持在拉伸的极限位置，同时逐渐使出最大的力气试图将头部向右后上方拉伸。在此过程中请注意控制力度，以免头向左前下方拉伸的位置发生改变。最后请缓慢地停止用力并放松。

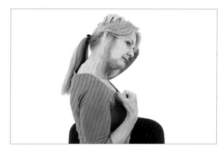

第三步

　　请再次将头尽可能地逐渐向左前下方拉伸。

头部侧边伸展

第一步

请使胸椎保持挺直状态，头部与胸椎保持在一条线上，直视前方。请屈曲右肘，并尽可能地将让右肩下沉，同时让胸椎保持挺直状态。接着请将左手越过头顶，指尖靠在右耳顶端，并尽量将头部向左侧拉伸。这时，你的右后侧颈部可能会因拉伸而感到疼痛，有时左侧的颈部可能也会出现疼痛的症状。

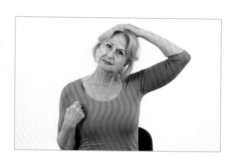

第二步

用左手将头部保持在拉伸的极限位置，同时逐渐使出最大的力气试图将头部朝右后上方拉伸。在此过程中请注意控制力度，以免头部向左侧拉伸的位置发生改变。最后请缓慢地停止用力并放松。

第三步

请再次将头部尽可能地逐渐向左侧拉伸。

头部转动

第一步

请使胸椎保持挺直状态，将头部与胸椎保持在一条线上，并尽可能地用双手将头部向左转动。此时左侧颈部可能会因拉伸而感到疼痛，右侧颈部可能也会出现疼痛的症状。

第二步

用双手将头部保持在拉伸的极限位置，同时逐渐使出最大的力气试图将头部向右侧扭转。在此过程中请注意控制力度，以免头部向左转动的位置发生改变。最后请缓慢地停止用力并放松。

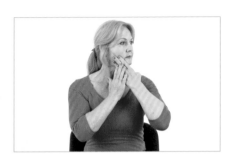

第三步

请再次将头部尽可能地逐渐向左转动。

头部前屈

第一步

请使胸椎保持挺直状态，头部与胸椎保持在一条线上，用双手扣住头部，指尖贴在枕部上。将头部尽可能地向前向下压，同时务必要保持胸椎直立。首先尽可能地屈曲颈椎，达到极限后再尽可能地向下压头部。该动作通常会使整个颈部出现疼痛的症状。

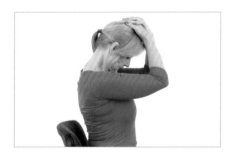

第二步

用双手将头部保持在拉伸的极限位置，同时逐渐使出最大的力气试图将头部向后上方抬起。在此过程中请注意控制力度，以免头部向下拉伸的位置发生改变，最后请缓慢地停止用力并放松。

第三步

请再次将头部尽可能地逐渐向前向下拉伸。

头部后伸

第一步

请使胸椎保持挺直状态，头部与胸椎保持在一条线上，用左手的手指抵住额头中上部，将头部尽可能地向后下方推。尽可能地拉伸颈椎，达到极限后再尽可能地将头部向后仰。该动作通常会使颈部后侧产生痛感，或使颈部前侧产生强烈的紧绷感。

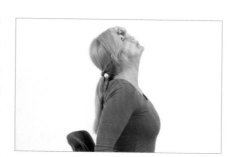

第二步

用左手将头部保持在拉伸的极限位置，同时逐渐使出最大的力气试图将头部向前抬起。在此过程中请注意控制力度，以免头部向后下方拉伸的位置发生改变。最后请缓慢地停止用力并放松。

第三步

请再次尽可能地将头部逐渐向后下方拉伸。

胸椎关节炎

1. 胸椎关节炎的成因

因坐姿或站姿不正确而产生的驼背问题会使身体正面的筋膜粘连且逐渐缩短。逐渐缩短的筋膜产生的拉力越来越大，迫使上部躯干不断前倾。此时如果想挺直腰背，就必须更加用力地反向拉伸胸椎的伸肌，而此时，椎间盘和椎间关节便会承受更大的压力。

在胸椎自然弯曲的情况下，椎间盘和椎间关节软骨承受的压力处在正常水平，并能通过承压与放松的交替来吸收营养。然而，驼背会使胸椎越来越弯曲，从而导致身体一侧承压过高但放松减少，进而使椎间关节软骨退化。

2. 随之而来的疼痛和不适感

接受了错误训练的肌肉可能会引起肩胛骨疼痛，也可能引起胸部区域的刺痛，而这种疼痛往往被误诊为肋间神经痛。实际上，这是由胸椎上的膈过于紧绷导致的疼痛。此外，呼吸时感到疼痛也是胸椎关节炎常见的症状之一。

请你对胸椎两侧都进行筋膜滚动按摩。

3. 针对胸椎关节炎的筋膜滚动按摩

请对以下部位进行筋膜滚动按摩

你需要使用：小号按摩球，小号按摩棒，中号按摩棒。

❶请使用小号按摩球与小号
按摩棒在该部位进行按摩。

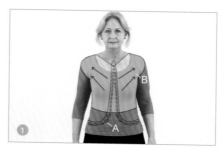

❷请使用中号按摩棒在该部
位进行按摩。

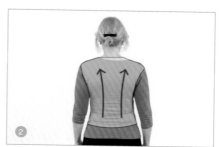

❸请使用小号按摩球在该部
位进行按摩。

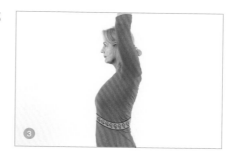

按摩方法

请平躺在地面上，屈曲双腿。用双手抓住小号按摩球并将其置于右侧胸骨下方的身体部位（图❶ A），之后沿着右侧胸骨边缘进行螺旋式按摩，直至锁骨末端。请以同样的方式对左侧胸骨进行按摩。

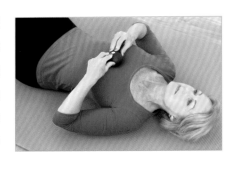

将小号按摩球置于背部右侧肋骨下缘，之后沿着肋骨下缘进行小幅度的螺旋式按摩，直至前侧剑状软骨部的中间位置（胸骨的末端）。请你在这个三角形的区域内进行小幅度的螺旋式按摩。之后请你从左侧肋骨下缘开始按摩，直至肋骨末端（图❸）。

请你用双手抓住小号按摩棒，将其置于右侧胸骨边缘，并滚动至右侧肩膀的位置（图❶ B）。女士在按摩时应避开胸部，或者极其小心地按摩该部位。你可以略过胸部的位置，分别对右侧胸部上方和下方的位置进行按摩。之后请你以同样的方式对左侧胸骨进行按摩。

请将中号按摩棒置于腰椎的中间位置，并将其滚动至胸椎的上端边缘（图❷）。如果躺在地板上进行按摩对你来说尚有难度，你可以抵着墙面做这套练习。请你靠在墙上，将按摩棒置于（身体和墙面之间）腰椎的中间位置，先

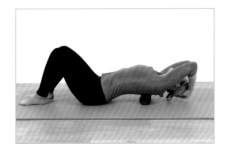

尽可能地向下蹲，然后伸直膝部，让按摩棒沿着墙面向上滚动。请重复这一套动作，直到你能让按摩棒达到胸椎上端边缘。

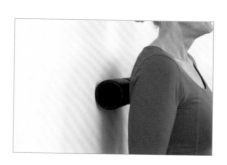

4. 针对胸椎关节炎的练习

手臂朝后上方展开10度

第一步

　　请你靠近墙角站立，保证身体可以稍微向前倾斜。双脚前后打开，间隔一步距离，将你的手臂以与水平成10度的角度朝上向两边伸展，然后用双手扶在墙上，尽可能地打开双臂，并通过屈曲前面那条腿的膝部或向前移动上半身将双臂尽可能地向后压。在此过程中请保持脊椎直立。该拉伸动作通常会引起肩部疼痛，也可能会引起上臂、肘部或胸部疼痛。

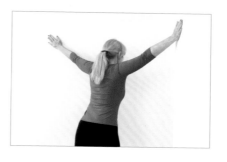

第二步

　　请将身体保持在拉伸的极限状态，同时逐渐使出最大的力气将双臂向前用力，做反向拉伸。在此过程中请注意控制力度，以免肩部向前拉伸的位置发生改变。最后请缓慢地停止用力并放松。

第三步

　　请再次尽可能地将身体逐渐地向前方拉伸。

胸椎伸展练习

第一步

请平躺在地板上，将小号或中号按摩棒（或其他合适的按摩棒）置于背部下方（胸椎的位置），使自己尽可能地感受到强烈的拉伸感。请你向后上方伸展双臂，并抓住某个坚固稳定的物体，比如两只桌腿。之后请你在胳膊伸展的状态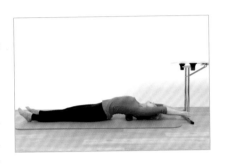下尽可能地将双手向桌腿下方移动。你也可以在开始时抬起臀部（抬起大腿并将身体向上抬），用双手尽可能地抓住物体底部，然后再借助腿部的力量将臀部慢慢放下。在练习过程中，你的肩膀或背部很可能会因为拉伸而感到疼痛。

第二步

请保持当前的姿势，同时逐渐使出最大的力气试图用双手向上推动桌子，做反向拉伸，但不宜用力过大，不可使肩膀和身体的位置发生改变。最后缓慢地停止用力并放松。

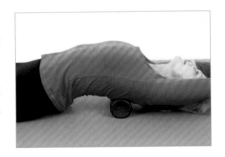

第三步

请再次尽可能地向后上方伸展手臂或是将臀部向下移动（以伸展手臂）。

胸椎旋转

第一步

　　请你坐在椅子上，双脚勾住椅子腿。请将身体向左转，双手抓住椅背，尽可能地向左拉伸身体。请你尽量保持身体直立。该动作可能会使脊柱和胸部周围甚至内部产生痛感。

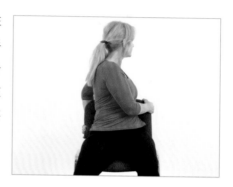

第二步

　　请保持当前的姿势，同时逐渐使出最大的力气试图将身体向右转，但不宜用力过大，不可使肩膀和身体的位置发生改变。最后缓慢地停止用力并放松。

第三步

　　请再次尽可能地将身体向左拉伸。

膈拉伸

第一步

　　请你坐在椅子上，用手捏住鼻子，同时张开嘴巴吸气。请你像吹灭生日蜡烛那样尽力呼气。这时，你的身体内部或颈部可能会因此感到疼痛。

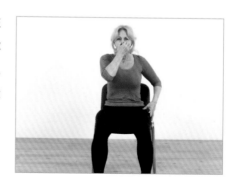

第二步

请继续捏住鼻子并合上嘴巴，同时鼻子做吸气的动作。然后放松。

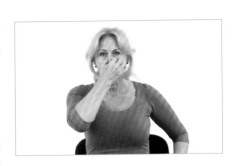

第三步

请你再次尽力地呼气，就像你正常做深呼吸时那样。重复第二步和第三步。

腰椎关节炎

1.腰椎关节炎的成因

大多数人每天的生活都是坐在书桌前、汽车里或是沙发上，有些人甚至还会坐着睡午觉，这意味着我们的膝部长时间都处在弯曲的状态，其结果就是骨盆、背部下侧和腹部的肌肉变得非常紧绷，筋膜也会随之发生粘连。身体前侧的筋膜也会变得越来越没有弹性，并会将身体向前拉，而这时，后背的肌肉（尤其是伸肌）就需要产生更大的反向拉力来抑制身体向前倾。这样一来，脊柱就不得不去承受这些拉力，而椎间关节也会因此受力错误且承受过大的压力。椎间关节本来只是起连接作用，并不需要承受压力，但现在却不得不承受越来越大的压力，久而久之，关节炎便会产生。

某些患者的背部之所以会产生灼烧感，是因为该部位的肌肉承受了过大的压力。如果能将筋膜向前的巨大拉力恢复至正常水平，患者背部的灼烧感就会迅速消失。就算只是平躺或是伸直膝部，腰椎疼痛也会减轻许多。不过，如果造成背部疼痛的原因是关节炎，症状就没有办法那么快地被消除了。

2. 随之而来的疼痛和不适感

经过错误训练的肌肉会引起腰椎上方或背部伸肌区域的疼痛。若有椎间盘损伤、腰椎关节炎、骨刺或是其他椎骨异常变化，那么它们通常就是疼痛产生的原因。身体前侧则可能会由于耻骨发炎（通常是慢性炎症）而产生疼痛。至于原因，你已经通过本书了解到了——身体前侧的筋膜紧绷程度过高，导致耻骨的骨膜承受过大的压力，进而引发耻骨的炎症。

请对腰椎左右两侧进行筋膜滚动按摩和 L&B 练习。

3. 针对腰椎关节炎的筋膜滚动按摩

请对以下部位进行筋膜滚动按摩

你需要使用：小号按摩球，中号按摩球，中号按摩棒。

❶请使用小号按摩球在该部位进行按摩。

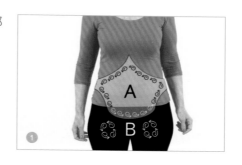

❷请使用中号按摩棒和中号
按摩球在该部位进行按摩。

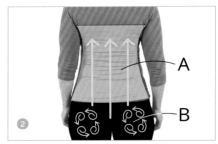

❸请使用小号按摩球和中号
按摩球在该部位进行按摩。

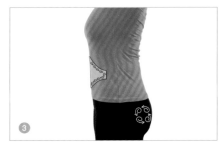

按摩方法

请你平躺在地面上并屈曲双
腿，用双手抓住小号按摩球并
将其置于左侧耻骨下缘，以顺
时针方向做小幅度螺旋状按摩，
直至右侧耻骨边缘。请继续进
行小幅度螺旋式按摩，将按摩

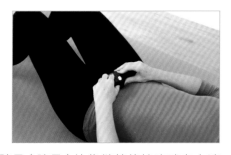

球滚至右侧髋骨下方，然后沿着髂骨（胯骨）边缘继续将按摩球向右滚
动。到了右侧之后，请你将按摩球从髂骨上缘拿开，移至右侧肋骨下
缘（胸骨剑突的下端），然后将其沿着右侧肋骨按摩至左侧。之后请你
将按摩球从左侧肋骨下缘拿开，移至左侧髂骨上缘，并沿着髂骨向前
按摩至左侧髋骨处，在髋骨周围进行按摩后，再将按摩球滚至耻骨的
左侧末端边缘。请你再从耻骨的左侧末端边缘将按摩球滚动按摩至耻

骨的右侧末端（图❶ A）。

　　请用双手抓住小号按摩球，在腹股沟下方的大腿根部区域进行按摩。该区域通常对压力十分敏感（图❶ B）。

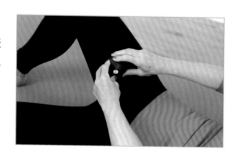

　　请用中号按摩棒从骶骨开始进行按摩，直至胸椎中央（图❷ A）。

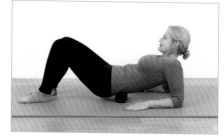

　　如果你尚且无法躺在地面上进行练习，也可以靠在墙上进行。请你靠在一面墙上，将按摩棒夹在身体与墙面之间，使按摩棒置于骶骨部位，然后尽可能地下蹲，让按摩棒朝远离膝部的方向滚动。之后请你抓住按摩棒，在伸直腿部的同时使其向上滚动。之后请你重复这一动作，直至按摩棒达到胸椎的中央位置。

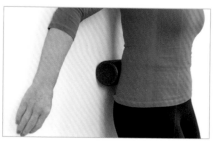

　　请坐在中号按摩球上，或用臀部抵住按摩球靠在墙上，进行螺旋式按摩（图❷ B，图❸）。

4. 针对腰椎关节炎的练习

腰椎前屈

第一步

请你坐在椅子上，尽可能地向前向下拉伸身体，身体尽可能地向下沉，在此过程中请保持胸椎笔直。该动作会使后背下方、臀部或腹股沟感受到拉伸疼痛。

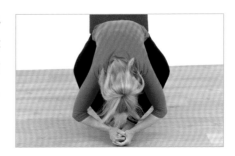

第二步

请你用双手抓住双脚，保持当前的姿势，并逐渐使出最大的力气试图将身体向上拉，但不应用力过大，不可使身体的姿势发生改变。最后请缓慢地停止用力并放松。

第三步

请你再次尽可能地将腰椎向前伸展。

髋关节伸展

第一步

请背靠桌子或五斗柜站直，双脚分开与髋部同宽。请你将手臂向后打开，抓住身后的桌子或五斗柜，并尽可能将腹股沟向前推。在此过程中请尽量收紧腹部并保持腰椎笔直。该动作会使背

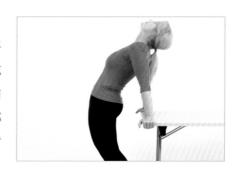

部下方、腹股沟、臀部或是腹部感受到拉伸疼痛。

第二步

请你保持当前的姿势不变，并逐渐使出最大的力气试图向前推动胸椎，做反向拉伸，但不应用力过大，不可使身体的姿势发生改变。请保持最大幅度的拉伸，以降低身体的紧绷程度。最后请缓慢地停止用力并放松。

第三步

请你再次尽可能地将腹股沟逐渐向前推。

腰椎旋转

第一步

请你坐在椅子上，双脚勾住椅子腿。请将身体向左转，双手抓住椅背，接着尽可能地向左拉伸身体。在此过程中请尽量挺直胸部。该动作可能会使背部、腰部或是臀部周围感到拉伸疼痛。

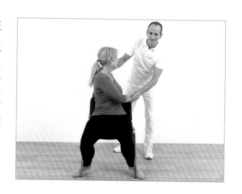

第二步

请你保持当前姿势，并逐渐使出最大的力气将身体向右转，但不应用力过大，不可使肩膀和上半身的位置发生改变。最后请缓慢地停止用力并放松。

第三步

请你再次尽可能地将身体向左转。

腰椎侧拉

进行该练习时，你需要使用弹力带，如果没有，也可以用毛巾或腰带代替。

第一步

请你侧身站在一把你可以抓得住的椅子或是一张桌子旁，保持上半身直立。请你用左手握住弹力带或是一条打好结的毛巾（长度合适的腰带也可以），在站稳后将左腿跨至右腿前方，并用右脚踩住弹力带。请将身体向左侧拉伸，同时将右侧髋部向右

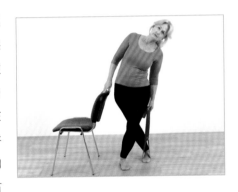

推，并用弹力带将身体尽可能地向左下方拉。请你转动髋部并找到一个特定的角度，使你的左侧髂骨尽可能地感受到强烈的拉伸疼痛。左侧髂骨的疼痛通常是最为明显的，身体右侧或腿部也可能感到疼痛。

第二步

请你保持当前姿势不变，并逐渐使出最大的力气挺直身体，但不应用力过大，不可使身体的姿势发生改变。最后请缓慢地停止用力并放松。

第三步

请你再次尽可能地将右侧髋部向右推，并用弹力带将身体向左下方拉。

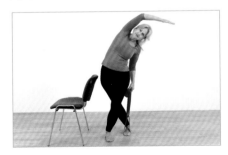

变式练习：如果你希望在做该练习时能够进行更充分的拉伸，可以在进行上述动作的基础上将右臂越过头部向左进行拉伸。

脚跟与臀部拉伸

进行该练习时，你需要使用弹力带，也可以用毛巾或腰带代替。

第一步

请趴在地面上，屈曲右腿并用弹力带勾住右脚脚背。请尽量将腹股沟贴近地面，同时用弹力带将右脚尽可能地朝臀部方向拉。如果你的腿部没有明显的拉伸感，则可以将一根按摩棒或一些书垫在右腿膝部下面。该动作

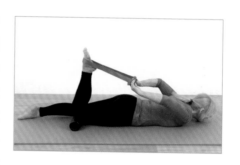

会使大腿前侧、腹股沟或是膝部感到拉伸疼痛。

第二步

请你保持当前姿势，并逐渐使出最大的力气反向伸展右腿，要始终保持右侧腹股沟紧贴地面。在做该动作时不应用力过大，不可使大腿前侧受到的拉力发生改变，最重要的是不可抬起腹股沟。最后请缓慢地停止用力并放松。

第三步

请你再次尽可能地将右脚逐渐往臀部方向拉。

骶髂关节炎

1. 骶髂关节炎的成因

久坐是造成骶髂关节炎的首要原因。由于坐着的时候，我们臀部的屈肌和筋膜总是向前伸展，因此坐肌便需要产生巨大的反向拉力来保持身体平衡。久而久之，坐肌最终会无法承受臀部屈肌向前的拉力。臀部屈肌向前的拉力和坐肌向后的拉力不断地增大，迫使位于骶骨与骨盆之间的骶髂关节承受过大的压力，进而导致其无法有效地摄取养分，最终就会产生关节炎。另外，骶髂关节的疼痛问题是其受到过大压力所致，与关节炎本身无关。

2. 随之而来的疼痛与不适感

骶髂关节疼痛可能还会导致臀部、腹股沟甚至坐骨神经疼痛。坐骨神经痛还可能会延伸至脚部，导致臀部出现刺痛或足部出现异常感觉。

如果你没有足够的时间，可以只在患病的一侧进行筋膜滚动按摩和做练习。当然，在两侧都进行练习能更好地改善骶髂关节的整体状况，并且可以预防尚未出现症状的一侧患上关节炎。

3. 针对骶髂关节炎的筋膜滚动按摩

请对以下部位进行筋膜滚动按摩

你需要使用：中号按摩球，小号按摩球，中号按摩棒。

❶请使用小号按摩球在该部位进行按摩。

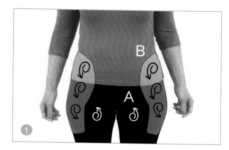

❷请使用中号按摩球在该部位进行按摩。

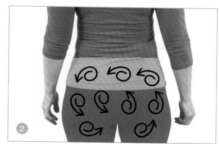

❸请使用中号按摩棒在该部位进行按摩。

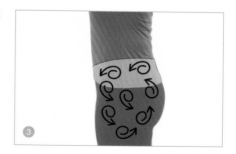

按摩方法

请你坐在中号按摩球上，以小幅度螺旋的方式自骶骨按摩至髋部一侧（图❷）。

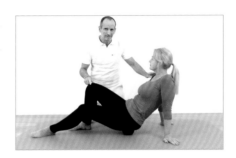

如果你无法坐在地面上进行该练习，也可以靠在墙上，通过屈曲和伸直膝部来控制按摩球，以小幅度螺旋的方式对臀部进行按摩。

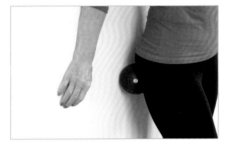

请你用双手抓住小号按摩球并对大腿上部进行按摩，该位置是大腿前侧肌肉与大腿内侧肌肉的交接点（图❶A）。请你用同样的方式对该位置下方的部位以及髋关节侧边进行按摩（图❶B）。

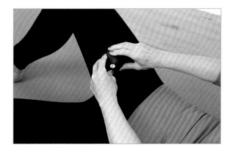

请你用中号按摩棒自大腿上方侧边按摩至髂骨边缘（图❸）。请你在此过程中持续变换角度，以使图示部位的侧边、侧前边和侧后边都可以得到按摩。

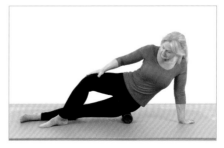

4. 针对骶髂关节炎的练习

双腿90度拉伸

第一步

　　请你坐在椅子上，将右腿平放在左腿上，使两腿之间形成90度直角。请你挺直身体，同时将腰部向前弯，使腰椎向前凸出。在此过程中你只需要动用髋关节，而上半身和骨盆请保持不动。请你尽量向前倾。该动作会使臀部、大腿或腹股沟感到拉伸疼痛。

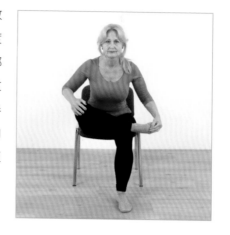

第二步

　　请你保持当前姿势，同时逐渐使出最大力气将右脚或是右小腿抵住左大腿向下压。在此过程中不应用力过大，不可使髋部的位置发生改变。最后请缓慢地停止用力并放松。

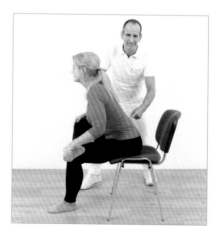

第三步

　　请你再次尽可能地向前倾。请你务必保持腰椎前凸的姿势。

腿部45度拉伸

第一步

请你坐在椅子上，并再次将右腿平放在左腿上。请用左手将右脚尽量向后扳，使右大腿和小腿成45度角。请你挺直身体，同时将腰部向前弯，使腰椎向前凸出。在此过程中你只需要动用髋关节，而上半身和骨盆请保持不动。请你尽量向前倾。该动作会使臀部、大腿或腹股沟感到拉伸疼痛。

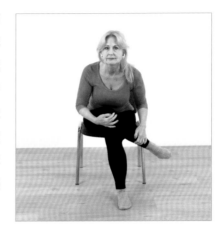

第二步

请你保持当前姿势，同时逐渐使出最大力气将右大腿抵住左大腿并向下压。在此过程中用力不应过大，不可使髋部的位置发生改变。最后请缓慢地停止用力并放松。

第三步

请你再次尽可能地逐渐向前倾，并务必保持腰椎前凸的姿势。

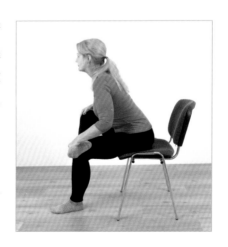

腿部135度拉伸

进行该练习时，你需要使用弹力带，也可以用结实的毛巾或腰带代替。

第一步

请你坐在椅子上，用弹力带勾住右脚，然后将其尽可能地向上拉，使小腿和大腿成135度角。请你挺直身体，同时将腰部向前弯，使腰椎向前凸出。在此过程中你只需要动用髋关节，而上半身和骨盆请保持不动。请你尽量向前倾。该动作可能会使臀部、大腿或腹股沟感到拉伸疼痛。

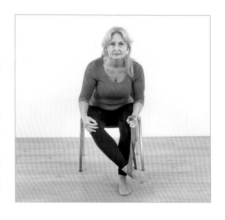

第二步

请你保持当前姿势，同时逐渐使出最大的力气将右小腿抵住左小腿向下压。在此过程中不应用力过大，不可使髋部的位置发生改变。最后请缓慢地停止用力并放松。

第三步

请你再次尽可能地向前倾，并务必保持腰椎前凸的姿势。

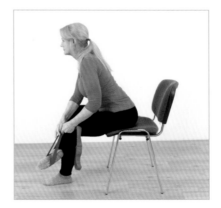

髋部拉伸

第一步

    请你站直，双脚打开，与肩同宽，脚尖朝前。请你将右脚向后踩一步，同时挺直身体。请通过控制髋关节尽可能地将身体向后弯，并使背部上侧与盆骨的位置保持不变，最好可以同时将腹股沟向前推。该练习可能会使腹股沟、大腿上侧或髋关节感到拉伸疼痛。

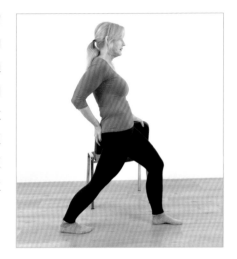

第二步

    请你保持当前姿势，同时逐渐使出最大的力气，用左腿带动右腿向前发力。在此过程中不应用力过大，不可使髋部的位置发生改变。最后请缓慢地停止用力并放松。

第三步

    请你再次尽可能地将身体逐渐向后倾。请你务必保持腰椎前凸的姿势。

肩关节炎

1. 肩关节炎的成因

　　大部分人平时很少使用肩部，这便是肩关节炎产生的首要原因。由于肩关节的关节窝比较小，因此可以进行很多种运动，可以说，肩关节是人体最灵活的关节。然而，在日常生活中，我们对肩关节活动角度的利用率平均只有2%，我们在前几章中已经对这种情况进行过相关说明。

　　我们每天所做的大部分动作都是垂下手臂或以约45度的角度向前移动手臂，长此以往，就会使胸部的筋膜收缩并粘连。由于肩关节的关节窝很小，其与软骨接触的面积也非常小，因此该部位承受的压力就会相对较大，而过大的压力就会对关节产生影响。此外，软骨也会因为缺乏挤压和放松而无法较好地吸收营养。另外，肩关节附近的肌肉也可能会出现疼痛的症状。

2. 随之而来的疼痛与不适感

　　肩关节炎会在肩部周围引起疼痛，也可能在胸部和手臂等部位引起疼痛。此外，手指也可能会出现刺痛和麻木的感觉。另外，在睡觉时，手臂还可能会因为神经和血管受压而失去知觉。

　　如果你没有足够的时间，可以只在患病的一侧进行筋膜滚动按摩和做练习。当然，在两侧都进行按摩与做练习能更好地改善肩关节的整体状况，并且可以预防尚未出现症状的一侧患上关节炎。

3. 针对肩关节炎的筋膜滚动按摩

请对以下部位进行筋膜滚动按摩

你需要使用：小号按摩球，中号按摩球，小号按摩棒，中号按摩棒。

❶请使用小号按摩棒、小号按摩球和中号按摩棒在该部位进行按摩。

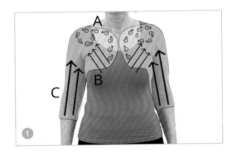

❷请使用小号按摩球、中号按摩球和中号按摩棒在该部位进行按摩。

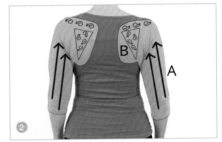

❸请使用小号按摩球和中号按摩棒在该部位进行按摩。

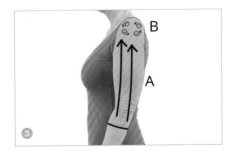

按摩方法

请你用双手抓住小号按摩球，将其置于右侧胸骨下缘以进行小幅度螺旋式按摩，从胸骨按摩至锁骨下缘。接着，请你用按摩球从锁骨边缘按摩至肩关节凹陷处（图❶ A）。

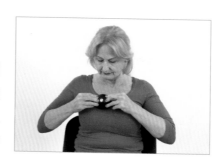

然后请你用双手抓住小号按摩棒，将其从右侧胸骨边缘按摩至右肩（图❶ B）。如果你是女士，请在按摩时避开胸部或十分小心地按摩该部位。你可以略过胸部，分别对胸部上方和下方进行按摩。请你用同样的方法对左侧进行按摩。

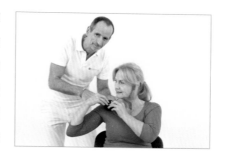

请你将中号按摩棒垂直贴在墙面上，侧身靠墙站立，以手背朝墙、手掌朝外的姿势抬起一侧手臂，用手臂抵住按摩棒，将按摩棒从肘关节按摩至肩膀（图❸ A）。然后请你调转拇指的方向，以拇指朝下的姿势再次进行按摩（图❷ A）。

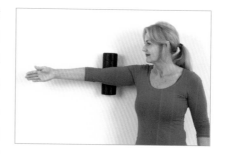

请你将中号按摩棒垂直贴在墙面上，侧身靠墙站立，以手背朝外、手掌朝墙的姿势抬起一侧手臂，用手臂抵住按摩棒，从肘关节处开始按摩，直至腋下位置（图❶C）。

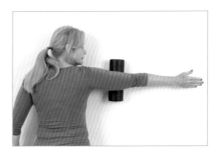

接着请你背靠墙面，将中号按摩球放在肩胛骨处，用身体抵住按摩球，通过移动身体对肩胛骨附近进行螺旋式按摩（图❷B）。

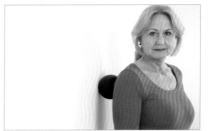

最后，请你单手抓住小号按摩球并按摩肩部上方（图❸B）。

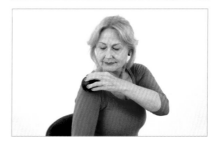

4. 针对肩关节炎的练习

手臂45度向后伸展

第一步

请你侧身靠墙站立，右侧身体靠近墙面，将右臂放在墙面上，向后伸展，与水平呈45度角。身体向左转，尽可能地将手臂向后压。在此过程中请保持脊椎直立。该动作可能会使肩膀、上臂、肘关节或胸部感受到拉伸疼痛。

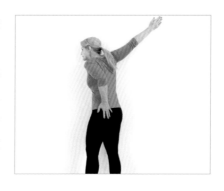

第二步

　　请你保持当前姿势，同时逐渐使出最大的力气用手臂和手掌对墙面施压。请你不要用力过大，以免身体的位置发生改变。最后请缓慢地停止用力并放松。

第三步

　　请你再次尽可能地将身体逐渐向左转。

手臂向上伸展

第一步

　　请你在离墙面一步远的位置站直，并向上伸展手臂。请将手掌贴在墙面上，身体逐渐向墙壁靠近，尽可能地将手臂往后上方伸展。在此过程中请保持脊椎直立。该动作可能会使上臂、肘关节或胸部感受到拉伸疼痛。

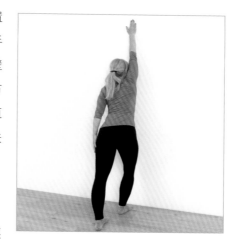

第二步

　　请你保持当前姿势，同时逐渐使出最大的力气用手掌对墙面施压。请你不要用力过大，以免身体的位置发生改变。最后请缓慢地停止用力并放松。

第三步

　　请你再次尽可能地将身体向墙面靠近，以使手臂能够尽量向后上方伸展。

手臂后下方拉伸

第一步

请你背对一张桌子站立，并将一只手的手掌放在桌上。接着将整个身体向前移动，尽可能地拉伸肩膀。该动作可能会使肩膀、上臂和肘关节感受到伸展疼痛。

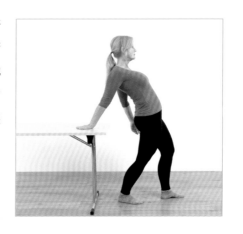

第二步

请你保持当前姿势，同时逐渐使出最大的力气试图向指尖方向伸展手掌。在此过程中请你不要用力过大，以免身体和肩膀的位置发生改变。最后请缓慢地停止用力并放松。

第三步

请你再次尽可能地逐渐向前伸展身体。

手臂后下方伸展

第一步

请你面向墙壁站立，并将一只手臂紧贴墙壁向上伸展。接着请你向后屈曲肘关节，并用手触摸肩膀。请你逐渐向墙面靠近，

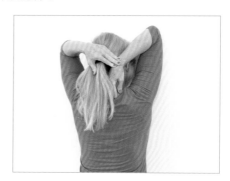

或在离墙面足够近时稍稍向前倾，同时尽可能地将肘关节抵住墙面向后压。在此过程中请保持脊椎直立。该动作可能会使肩膀、上臂及肘关节感受到拉伸疼痛。

第二步

请你保持当前姿势，并逐渐使出最大的力气试图用肘关节向墙面施压，就好像你要伸展手臂一样。在此过程中请不要用力过大，以免身体和手臂的位置发生改变。最后请缓慢地停止用力并放松。

第三步

请你再次尽可能地将肘关节逐渐向后压，并尝试用更大的力气屈曲肘关节。

肘关节炎

1. 肘关节炎的成因

与其他关节一样，肘关节的活动角度也没有得到充分利用，这就导致肘关节只有一侧承受了较大的压力，这种情况在体力劳动者中尤为常见，比如建筑工人。我们认为，伏案工作的人有很大可能患有隐形肘关节炎，由于他们的肘关节承受的压力较小，没有单侧肌肉紧绷的症状，因此身体无法出现警戒性疼痛。

2. 随之而来的疼痛和不适感

因肘关节炎而出现疼痛的部位有很多，如肘关节、肘关节外侧（肱骨外上髁）或是内侧（肱骨内上髁）、前臂的伸肌和屈肌等，它们都有可能产生疼痛。此外，手腕腱鞘囊肿、腕管综合征和肌腱炎也可能随之发生。导致肘关节炎产生的肌肉和筋膜紧绷问题也可能在前臂处产生。

　　如果你没有足够的时间，可以只在患病的一侧进行筋膜滚动按摩和做练习。当然，对两侧都进行练习能更好地改善肘关节的整体状况，并且可以预防尚未出现症状的一侧患上关节炎。

3. 针对肘关节炎的筋膜滚动按摩

请对以下部位进行筋膜滚动按摩

　　你需要使用：小号按摩球，中号按摩球，小号按摩棒，中号按摩棒。

❶请使用中号按摩棒、小号按摩棒和小号按摩球在该部位进行按摩。

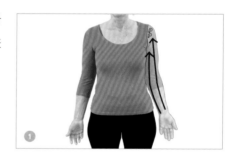

❷请使用中号按摩棒在该部位进行按摩。

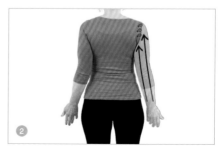

❸请使用中号按摩棒、小号按摩球和中号按摩球在该部位进行按摩。

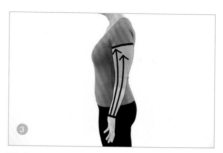

按摩方法

请你侧身靠墙站立，以手背朝墙、手掌朝外的姿势抬起一侧手臂，将中号按摩棒垂直贴在墙面上，用手臂抵住按摩棒，从腕关节处开始按摩，直至肩膀（图❷，图❸）。为了按摩到尽可能多的身体组织，请你在此过程中转动手臂。

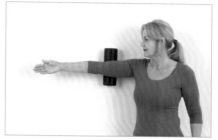

请你将中号按摩棒垂直贴在墙面上，以手背朝外、手掌朝墙的姿势抬起一侧手臂，用手臂抵住按摩棒，从腕关节处开始按摩，直至腋下（图❶）。为了按摩到尽可能多的身体组织，请你在此过程中转动手臂。

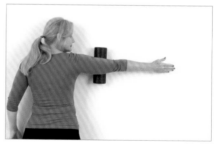

请你用双手抓住小号按摩球，按摩关节窝附近的部位。

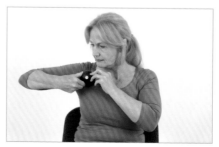

请你用身体将小号按摩球或中号按摩球贴在墙面上，按摩肩胛骨外缘部位。

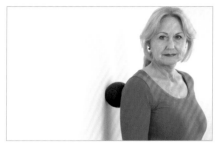

请你将小号按摩棒置于一张桌子上，俯身贴近桌面，手掌朝向桌面，用按摩棒从前臂内侧按摩至肘关节处（图❶）。为了按摩到尽可能多的身体组织，请你在此过程中转动手臂。

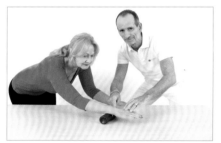

请你将小号按摩棒置于一张桌子上，俯身贴近桌面，手背朝向桌面，用按摩棒从前臂外侧按摩至肘关节处（图❷）。为了按摩到尽可能多的身体组织，请你在此过程中转动手臂。

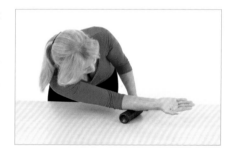

4. 针对肘关节炎的练习

手臂向外旋转10度并后伸

第一步

请你站在一面墙前，抬起右臂，尽可能地向后伸展，然后将手掌向外翻转。请你以与水平成10度的角度将手臂靠在墙上，同时身体向左转，并尽可能地将手臂向后压。在此过程中请保持脊椎直立。该动作可能会使肩膀、上臂或是胸部产生疼痛。

第二步

　　请你保持当前姿势，同时逐渐使出最大的力气用手臂和手掌向墙面施压。在此过程中请不要用力过大，以免使身体的位置发生改变。最后请缓慢地停止用力并放松。

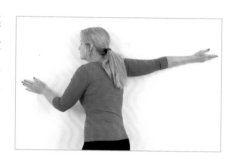

第三步

　　请你再次尽可能地将身体逐渐向左转。

手臂向内旋转10度

第一步

　　请你站在一面墙前，抬起右臂，尽可能地向后伸展，然后将手掌向内翻转。请以与水平成10度的角度将手臂靠在墙上，身体向左转，并尽可能地将手臂向后压。在此过程中请保持脊椎直立。该动作可能会使肩膀、上臂或是胸部产生疼痛。

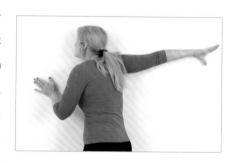

第二步

　　请你保持当前姿势，同时逐渐使出最大的力气用手臂和手掌向墙面施压。在此过程中请不要用力过大，以免使身体的位置发生改变。最后请缓慢地停止用力并放松。

第三步

请你再次尽可能地将身体逐渐向左转。

手臂向上向后屈曲

第一步

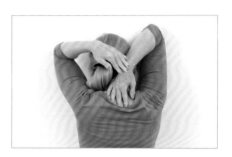

请你将手臂垂直向上伸展，将其轻轻靠在墙面上。请你屈曲肘关节并用手抓住肩膀。请你逐渐向墙面走近，或是在离墙面足够近时将身体稍稍前倾，以尽可能地将肘关节向后压。在此过程中请保持脊柱直立。该动作可能会使肩膀、上臂或是肘关节感到拉伸疼痛。

第二步

请你保持当前姿势，并逐渐使出最大的力气用肘关节向墙面施压，就好像你要伸展手臂一样。在此过程中不应用力过大，以免使身体和手臂的位置发生改变。最后请缓慢地停止用力并放松。

第三步

请你再次将肘关节尽可能地向后压，并尝试用更大的力气屈曲肘关节。

手部伸展

第一步

请你站在一张桌子前，手臂向下伸展，使肘关节完全处于伸直状态，手掌贴紧桌面。请你将一侧手臂及手掌向外转，直至手指指向自己，将拇指和食指并拢。然后请你尽可能地将身体向后移动。该动作可能会使腕关节感到拉伸疼痛。

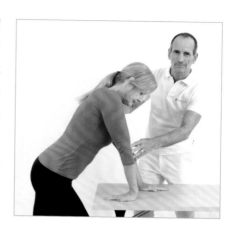

第二步

请你保持当前姿势，并逐渐使出最大的力气用手掌和手指向桌面施压。请你不要用力过大，以免使手臂的位置发生改变。最后请缓慢地停止用力并放松。

第三步

请你再次尽可能地将身体逐渐向后移动。

屈掌

第一步

请你站在一张桌子前，手臂向下伸展，使肘关节完全处于伸直状态。请将拇指置于掌心，手握成拳头状，接着屈曲桡腕关节。请你将前臂尽可能地向内翻

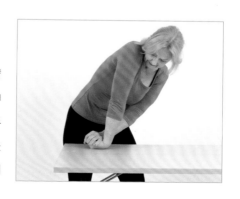

转，并将手背贴紧桌面。如果你感觉桌面太硬了，可以在手下放置一个枕头。用另一只手将该拳头握住，使其不会打开。然后，尽可能地将肩膀向右拉伸（和握拳的手指朝向一致），以使桡腕关节逐渐屈曲。该动作可能会使手背和桡腕关节感到拉伸疼痛。

第二步

请你保持当前姿势，并逐渐使出最大的力气将握拳的手的指关节压向桌面，但不应用力过大，以免使手臂和手的位置发生改变。最后请缓慢地停止用力并放松。

第三步

请你再次尽可能地将肩膀逐渐向右拉伸。

桡腕关节炎

1. 桡腕关节炎的成因

手部的很多疼痛问题都是由桡腕关节炎和掌指关节炎引起的。我们在使用手指的时候，如拿餐具、握笔、紧捏东西、敲击键盘、控制鼠标或是弹奏钢琴和吉他时，手指的屈肌都免不了要收缩。长此以往，屈肌最终就会高度紧绷，筋膜就会缩短，而反向的伸肌也因此不得不绷得更紧，这就导致掌指关节、拇指腕掌关节以及桡腕关节承受的压力过大，进而前臂和手部周围肌肉的紧绷程度也会越来越高。

2. 随之而来的疼痛与不适感

相关部位肌肉和筋膜紧绷程度的提高还会导致肱骨外上髁炎，以及桡腕关节、指关节等部位产生炎症或出现疼痛症状，甚至引起腕管综合征、腱鞘炎以及肱骨内上髁炎。

如果你没有足够的时间，可以只在患病的一侧进行筋膜滚动按摩和做练习。当然，在两侧都进行练习能更好地改善桡腕关节的整体状况，并且可以预防尚未出现症状的一侧患上关节炎。

3. 针对桡腕关节炎的筋膜滚动按摩

请对以下部位进行筋膜滚动按摩

你需要使用：小号按摩棒。

❶请使用小号按摩棒在图示部位进行按摩。

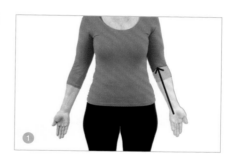

❷请使用小号按摩棒在图示部位进行按摩。

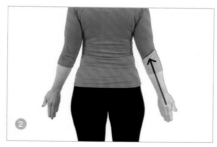

按摩方法

请你将小号按摩棒放在一张桌子上，俯身贴近桌面，手掌朝向桌面，将按摩棒在前臂内侧从拇指腕掌关节滚动至肘关节处（图❶）。为了按摩到尽可能多的身体组织，请你在此过程中转动手臂。

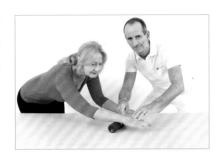

请你将小号按摩棒放在一张桌子上，俯身贴近桌面，手背朝向桌面，将按摩棒在前臂外侧从手背滚动至肘关节处（图❷）。为了按摩到尽可能多的身体组织，请你在此过程中转动手臂。

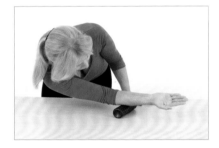

4. 针对腕关节炎的练习

桡腕关节屈曲

第一步

请你站在一张桌子前，手臂向下伸展，使肘关节完全处于伸直状态。请将拇指置于掌心，手握成拳头状，接着屈曲桡腕关节。请你将前臂尽可能地向内翻转，并将手背紧贴桌面。如果你感觉桌面太硬

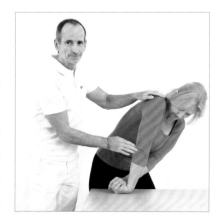

了，可以在手下垫一个枕头。请你用另一只手握住该拳头，以使其不会打开。接着请你尽可能地将肩膀向右拉伸（和握拳的手指朝向一致），以使桡腕关节逐渐屈曲。该动作可能会使手背和桡腕关节感到拉伸疼痛。

第二步

请你保持当前姿势，并逐渐使出最大的力气将握拳的手的指关节压向桌面，但不应用力过大，以免使手臂和手的位置发生改变。最后请缓慢地停止用力并放松。

第三步

请你再次尽可能地将肩膀逐渐向右拉伸。

腕关节伸展

第一步

请你站在一张桌子前，手臂向下伸展，使肘关节完全处于伸直状态，手掌放在桌面上。请将一侧手臂及手掌向外转，直至手指指向自己，将拇指和食指并拢。接着请你尽可能地将身体向后拉伸。该动作可能会使腕关节感到拉伸疼痛。

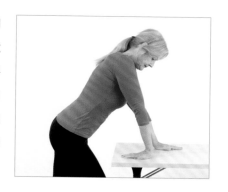

第二步

请你保持当前姿势，并逐渐使出最大的力气用手掌和手指向桌面施压，但不应用力过大，以免使手臂的姿势发生改变。最后请缓慢地停止用力并放松。

第三步

请你再次尽可能地将身体逐渐向后拉伸。

拇指腕掌关节炎

1. 拇指腕掌关节炎的成因

拇指腕掌关节炎的成因和桡腕关节炎相同。值得一提的是，"扳机指"^①现在已被诊断为一种疾病，它的成因不难理解，只需要观察我们使用手机时的打字速度，便不难想象拇指肌肉收缩的强度。另外，我们频繁地在电脑键盘上打字，也会导致同样的情况发生。虽然按压一个键时，手指只需要承受几克的压力，但只要一个月的时间，手指累积承受的压力就会达到数吨之重。由于手指和桡腕关节只在两个方向小幅度地活动，因此肌肉会处于高度紧绷的状态，而压力也都施加在了同一部位的软骨上，这就导致该部位的软骨逐渐受到磨损，而其余部位的软骨则变得缺乏营养。因此，和其他身体部位的情况一样，手指的疼痛症状也是由肌肉和筋膜紧绷程度升高导致的。

2. 随之而来的疼痛和不适感

拇指周围会产生疼痛，并可能因此无法活动，甚至连抓东西都变得吃力。此外，疼痛的感觉还有可能辐射到前臂。

如果你没有足够的时间，可以只在患病一侧进行筋膜滚动按摩和做练习。当然，在两侧都进行练习能更好地改善拇指腕掌关节的整体状况，并且可以预防尚未出现症状的一侧患上关节炎。

---

① 扳机指：指手指患屈肌腱鞘炎或狭窄性腱鞘炎。——译者注

3. 针对拇指腕掌关节炎的筋膜滚动按摩

请对以下部位进行筋膜滚动按摩

你需要使用：小号按摩球，小号按摩棒。

❶请使用小号按摩棒在该部位进行按摩。

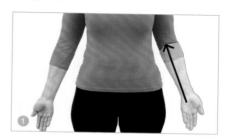

❷请使用小号按摩棒在该部位进行按摩。

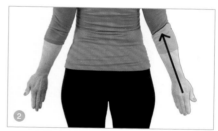

❸请使用小号按摩球在该部位进行按摩。

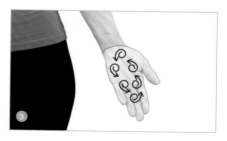

❹请使用小号按摩球在该部位进行按摩。

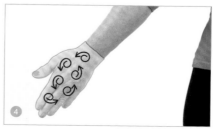

按摩方法

请你将小号按摩棒置于桌面上，俯身贴近桌面，手掌朝向桌面，将按摩棒在前臂内侧从拇指关节滚动到肘关节处（图❶）。为了按摩到尽可能多的组织，请你在此过程中转动手臂。

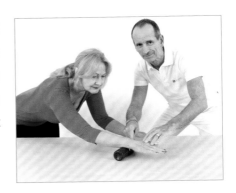

请你将小号按摩棒置于桌面上，俯身贴近桌面，手背朝向桌面，将按摩棒在前臂外侧从手背滚动到肘关节处（图❷）。为了按摩到尽可能多的组织，请你在此过程中转动手臂。

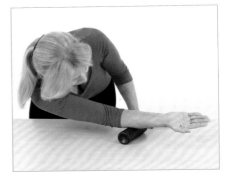

请你将小号按摩球置于桌面上，以小幅度螺旋式对拇指和手掌进行按摩（图❸）。之后请将手掌放在桌面上，用另一只手抓住小号按摩球，在手背上进行按摩（图❹）。

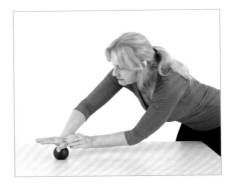

4. 针对拇指腕掌关节炎的练习

拇指和拳头屈曲

第一步

请你站在一张桌子前，手臂向下伸展，使肘关节完全处于伸直状态。请朝内屈曲腕关节并尽可能地将手臂向内旋转，直至手指指向身体，然后将手背贴紧桌面，手心朝上。如果你感觉桌面太硬了，可以在手下垫一个枕头。请你用另一只手握住该手的拇指并将其尽可能地向手心屈曲，同时向后移动伸直的手臂，以增大拇指的弯曲程度。该动作可能会使手背和桡腕关节感到拉伸疼痛。

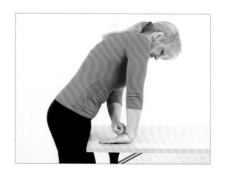

第二步

请你保持当前姿势，并逐渐使出最大的力气伸展拇指。在此过程中不应用力过大，以免使手臂和手的位置发生改变。最后请缓慢地停止用力并放松。

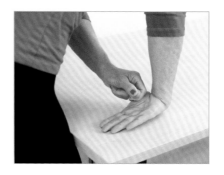

第三步

请你再次尽可能地将拇指向手心屈曲。

桡腕关节和拇指伸展

第一步

　　请你站在一张桌子前，手臂向下伸展，使肘关节完全处于伸直状态。请将手臂向外侧旋转，然后将手放在桌面上，手心朝下，手背朝上，指尖朝向自己，然后将拇指与食指并拢。请你尽可能地用肩膀带动身体向后移动，并用另一只手向上拉动拇指。该动作可能会使桡腕关节和拇指关节感到拉伸疼痛。

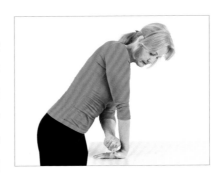

第二步

　　请你保持当前姿势，并逐渐使出最大的力气伸展拇指。在此过程中不应用力过大，以免使手臂和拇指的位置发生改变。最后请你缓慢地停止用力并放松。

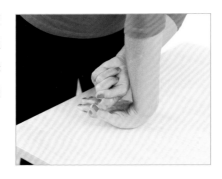

第三步

　　请你再次尽可能地用肩膀带动身体向后移动，并使拇指尽可能地自行向上伸展。

指间与指末端关节炎

1. 指间与指末端关节炎的成因

　　指间与指末端关节炎和桡腕关节、拇指腕掌关节炎的成因相同。值得注意的是，指间与指末端关节炎多发于女性。

2. 随之而来的疼痛与不适感

　　患病的手指会感到疼痛，而且痛感可能会辐射至手掌甚至前臂。抓握动作会变得极其困难，且手指通常无法完全伸直。

　　如果你没有足够的时间，可以只在患病一侧进行筋膜滚动按摩和做练习。当然，在两侧都进行练习能更好地改善你的手指的整体状况，并且可以预防尚未出现症状的一侧患上关节炎。

3. 针对指间与指末端关节炎的筋膜滚动按摩

请对以下部位进行筋膜滚动按摩

　　你需要使用：小号按摩球，小号按摩棒。

　❶请使用小号按摩棒在该部位进行按摩。

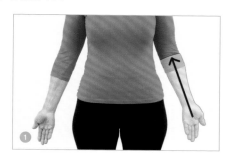

❷请使用小号按摩棒在该部位进行按摩。

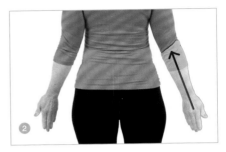

❸请使用小号按摩球在该部位进行按摩。

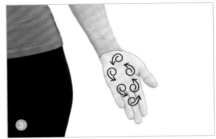

❹请使用小号按摩球在该部位进行按摩。

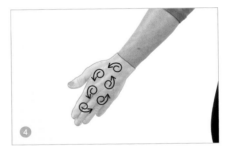

按摩方法

请你将小号按摩棒放在一张桌子上，俯身贴近桌面，手掌朝向桌面，并将按摩棒在手掌和前臂内侧从指尖滚动至肘关节处（图❶）。为了按摩到尽可能多的身体组织，请你在此过程中转动手

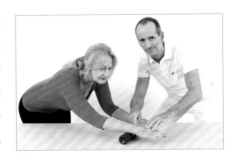

臂。在按摩患病关节时尤其要加强力度。

　　请将一只手放在按摩棒上以按摩手掌，将另一只手放在该手的手背上以辅助进行按摩。接着请以同样的方式使用小号按摩球对手掌进行螺旋式按摩。

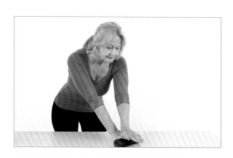

　　请你将小号按摩棒放在一张桌子上，用其依次按摩手指外侧、手背、前臂，直到肘关节处（图❷）。为了按摩到尽可能多的组织，请你在此过程中转动前臂。

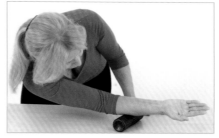

　　请你尤其要用力按摩手指，可以将一只手放在桌面上，用另一只手扶住按摩棒，将按摩棒夹在两手之间进行按摩。

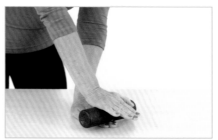

　　请你使用小号按摩球以小螺旋式对手背、手心和手指进行充分的按摩（图❸，图❹）。

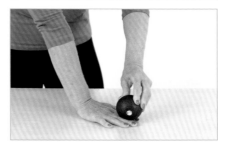

4. 针对指间与指末端关节炎的练习

手指与手掌屈曲

第一步

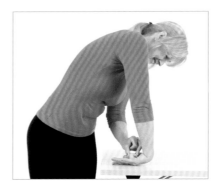

请你站在一张桌子前，手臂向下伸展，使肘关节完全处于伸直状态。请朝内屈曲桡腕关节并将小臂尽可能地向内侧旋转，然后将手背贴紧桌面，使手指朝向自己。如果你感觉桌面太硬了，可以在手下垫一个枕头。请你用另一只手握住该手患有关节炎的手指并尽可能地将其向手心屈曲，尤其要使手指的第二关节和第三关节屈曲到极限程度。与此同时，请你用肩膀带动身体向后移动，以增加桡腕关节的弯曲程度。该动作可能会使患病的指关节或手背以及桡腕关节感到拉伸疼痛。

第二步

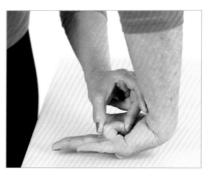

请你保持当前姿势，并逐渐使出最大的力气伸展手指。在此过程中不应用力过大，以免使手掌和手指的位置发生改变。最后请你缓慢地停止用力并放松。

第三步

请你再次尽可能地逐渐自行屈曲手指。

手指与桡腕关节伸展

第一步

请你站在一张桌子前，手臂向下伸展，使肘关节完全处于伸直状态。请将手臂向外旋转，然后将手掌贴紧桌面，手指朝向自己，同时将拇指与食指并拢。请你尽可能地将肩膀向后移动，并用另一只手向上拉动患有关节炎的手指，尤其要使指骨间关节达到拉伸的极限程度。该动作可能会使患病手指或是桡腕关节感到拉伸疼痛。

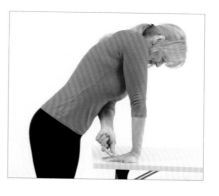

第二步

请你保持当前姿势，并逐渐使出最大的力气屈曲拇指。在此过程中不应用力过大，以免使手掌和手指的位置发生改变。最后请你缓慢地停止用力并放松。

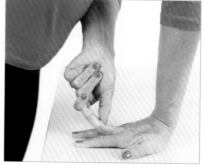

第三步

请你再次尽可能地向上拉动手指。

髋关节炎

1. 髋关节炎的成因

久坐是导致髋关节炎的重要原因之一。坐姿会使髋部屈肌和腿部屈肌变得紧缩，尤其是当我们半躺在舒服的沙发上时，腿部屈肌会接收到强烈的紧缩信号，从而变得紧缩。此外，行走也会导致髋部屈肌及相关肌群变得紧缩。由于我们在日常生活中通常只会用到坐姿、走姿和站姿这三种姿势，腿部得不到充分的伸展，因此，长此以往，我们腿部内侧的肌肉和筋膜就会完全失去弹性。相反，腿部外侧的肌肉和筋膜则会变得过度紧绷或粘连。这样一来，髋关节的各个侧面就都被缩短的筋膜包围着了。此外，臀部肌肉也会逐渐变得紧绷，因为当我们站立或行走时，我们身体的平衡必须通过绷紧臀部肌肉才能实现。

上述这些现象都可能导致髋关节软骨出现严重磨损，而髋关节炎的高发病率就是最好的证明。

然而有趣的是，虽然很多患者的髋关节炎都发展到了非常严重的程度，但他们却都没有感受到明显的疼痛。根据我们的经验，其原因可能是髋关节周围肌肉过度紧绷的状态通过行走（向前屈曲和向后伸展腿部的动作）得到了缓解。在许多情况下，这样的运动补偿都能够避免警戒性疼痛被触发。

2. 随之而来的疼痛和不适感

　　伴随髋关节炎而产生疼痛的部位有很多，如腹股沟、髋关节、大腿上部的外侧，疼痛甚至会从臀部向下发展至腿部的外侧，发展成坐骨神经痛。身体可能出现的不适感也有很多，比如腿部会出现刺痛感或麻木感，脚掌甚至会出现失去知觉的情况。以上情况都可能伴随髋关节炎而产生，它们都是由髋关节周围的肌肉和筋膜紧绷程度过高引起的。

　　如果你没有足够的时间，可以只在患病一侧进行筋膜滚动按摩和做练习。当然，在两侧都进行练习能更好地改善你髋关节的整体状况，并且可以预防尚未出现症状的一侧患上关节炎。

3. 针对髋关节炎的筋膜滚动按摩

请对以下部位进行筋膜滚动按摩

　　你需要使用：小号按摩球，中号按摩球，中号按摩棒。

❶请使用小号按摩球在该部位进行按摩。

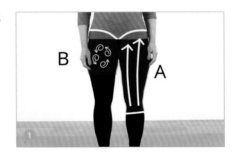

❷请使用中号按摩棒在该部位进行按摩。

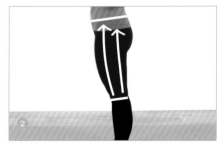

❸请使用中号按摩棒和中号按摩球在该部位进行按摩。

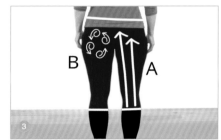

按摩方法

请你以图示姿势坐在地板上或是垫子上，将中号按摩棒放置在腿部后侧，并自下而上地从膝部按摩至臀部，然后再从臀部按摩至髂骨（图❸ A）。按摩至臀部时，你可以将骨盆倾斜一定的角度，以获得更好的按摩效果。

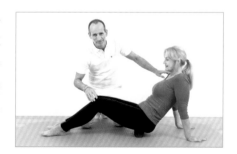

请你使用中号按摩球按摩臀部，对敏感部位进行小幅度螺旋式按摩（图❸ B）。请你将中号按摩棒置于腿部外侧，并自下而上地从膝部按摩至臀部，然后再从臀部按摩至髂骨（图❷）。请你要格外小心，因为这一部位较为敏感。

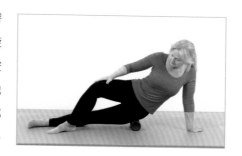

如果你无法承受自身的体重，就请用双手握住按摩棒对腿部外侧进行按摩。

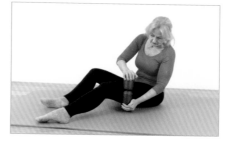

请你将中号按摩棒置于腿部前侧，并自下而上地从膝部按摩至髋关节。

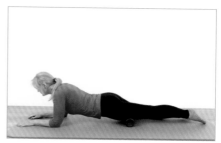

如果你无法承受自身的体重，就请用双手握住按摩棒对腿部前侧进行按摩。

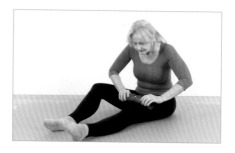

请你用双手握住中号按摩棒，对膝部内侧进行按摩，并沿着腿部内侧自下而上地按摩至胯下。

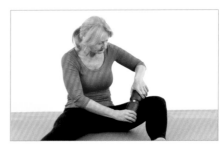

请你用双手抓住小号按摩球，在腹股沟下方对大腿前侧和大腿内侧之间的部位进行按摩。该部位与髋关节下方（图❶B）通常对压力十分敏感。

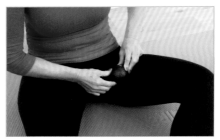

4. 针对髋关节炎的练习

腿部外侧伸展

进行该练习时，你需要使用弹力带，也可以用一条结实的毛巾或腰带代替。

第一步

请你站在一把稳定的椅子或一张桌子旁，用右手将其抓住并挺直身体。请你用左手抓住弹力带，站稳，将右腿向后跨，越过左脚，同时用右脚踩住弹力带。髋部尽可能地向右移动，同时用左肩带动身体向左移动，并借助弹力带向下移动身体。请稍稍将

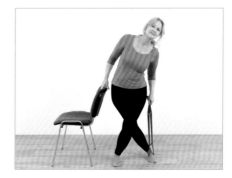

髋部向左或向右旋转，以使拉力到达最大限度。该动作可能会使右侧髋部或右腿外侧感到拉伸疼痛。

第二步

请你保持当前姿势，并逐渐使出最大力气站直，同时借助弹力带的拉力使身体无法站直。在此过程中不应用力过大，以免使当前的姿势发生改变。最后请缓慢地停止用力并放松。

第三步

请你再次尽可能地将右侧髋部逐渐向右移动，同时用左肩带动身体向左移动，并借助弹力带向下移动身体。

臀部90度旋转

第一步

请你坐在椅子上，将右腿平放在左腿上，使两腿形成90度角。请你挺直身体，同时向前弯腰，使腰椎向前突出。在此过程中你只需要动用髋关节，让上半身和骨盆保持不动。请你尽量向前倾身体，以增强拉伸的程度。该动作会使臀部、大腿或腹股沟感到拉伸疼痛。

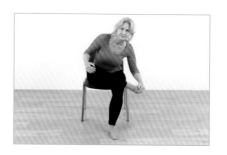

第二步

请你保持当前姿势，同时逐渐使出最大力气将右脚或是右小腿抵

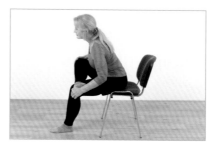

住左边的大腿向下压。在此过程中用力不应过大，不可使髋部的位置发生改变。最后缓慢地停止用力并放松。

第三步

请你再次逐渐向前弯腰，使腰椎向前突出。

如果你已经可以坐在椅子上完成练习，请接着尝试坐在地面上完成变式练习。

臀部拉伸变式

第一步

请你坐在地上并挺直胸背，将右腿置于身体前方，右腿的大腿和小腿成90度角。接着请你将左腿向后伸展，脚心朝上。请你尽可能地挺直胸背，并尝试通过转动髋部使左侧的髋关节不断靠近右脚跟。该动作可能会使右侧臀部、右腿、腹股沟以及右腿左侧感受到拉伸疼痛。

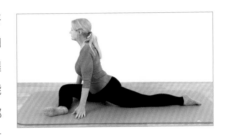

第二步

请你保持当前姿势，同时逐渐使出最大力气将右脚或是右小腿抵住地面向下压。同时请你用左膝贴紧地面。在此过程中不应用力过大，不可使当前的动作发生改变。最后请缓慢地停止用力并放松。

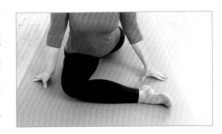

第三步

请你挺直胸背，并将左侧髋关节尽可能地贴紧右脚跟。

髋部伸展

第一步

请你挺直身体，将双脚打开，与髋部同宽，脚尖朝前。请你将右脚向后迈一大步，挺直上身。接着请你移动髋关节，使身体尽可能地向后倾，但上半身和骨盆应保持不动。在进行该动作时，你最好能将腹股沟向前推。该练习可能会使腹股沟、大腿根或髋关节处感到拉伸疼痛。

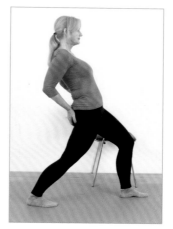

第二步

请你保持当前姿势，同时逐渐使出最大力气试图将右脚向前伸。在此过程中不应用力过大，不可使当前的姿势发生改变。最后请缓慢地停止用力并放松。

第三步

请你再次使身体尽可能地向后倾，并注意挺直身体，使上半身和骨盆保持不动。

腿部向外伸展

第一步

请你站在一张桌子前，将双脚打开，与髋部同宽，脚尖朝前。请你慢慢将脚尖和脚跟交替向外移动，以拉伸腿部，同时挺直上身。接着请将双脚进一步打开至最大幅度，并最好逐渐将身体的重心从脚尖转移到脚跟。请你抓紧桌子，以便能够平稳地继续拉伸身体。该动作可能会使膝部、大腿内侧或是髋关节感受到拉伸疼痛。

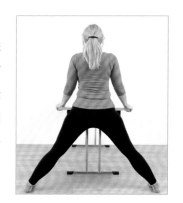

第二步

请你保持当前姿势，同时逐渐使出最大力气试图将双脚合起来。在此过程中不应用力过大，不可使当前的姿势发生改变。最后缓慢地停止用力并放松。

第三步

请你再次尽可能地将双脚打开，并注意挺直身体，避免腰椎前突。

屈膝伸展腿背

进行该练习时，你需要使用一条弹力带，也可用结实的毛巾或是腰带替代。

第一步

　　请你坐在地上并挺直身体，伸直腿部。接着请你稍稍屈曲右膝，用弹力带勾住跖趾关节。请你尽可能地将上身向前拉，同时尽量挺直腰背和胸椎。该动作可能会使坐骨、背部下侧或是腹股沟感受到拉伸疼痛。

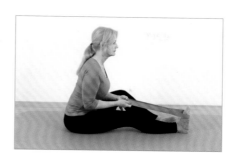

第二步

　　请你逐渐使出最大力气试图将身体向后上方移动，同时通过牵引弹力带将身体控制在原有位置。在此过程中不应用力过大，以免使髋部的位置发生改变。最后请缓慢地停止用力并放松。

第三步

　　请你再次尽可能地将上身向前拉，并注意挺直身体，避免腰椎前突。

膝关节炎

1. 膝关节炎的成因

　　膝关节炎的产生也和人们经常采取坐姿、站姿或是走姿有关系。当我们坐着时，厚实的腓肠肌会紧缩；当我们站着或行走时，膝部周围的伸肌和大腿前侧的股四头肌会紧缩，并将小腿向前进方向拉扯。同时，膝部周围的屈肌也会紧缩并拉扯小腿，而腓肠肌会将大腿往小腿的方向拉。这意味着，只有在肌肉高度紧绷的状态下，坐姿、站姿和走姿等才能摆出，长期如此会导致筋膜粘连并对关节造成损害。在此过程中受到损害的不只有膝关节软骨，还有半月板。与其他关节炎一样，膝关节炎也是由肌肉和筋膜过度紧绷引起的，因此，我们也可以通过降低肌肉和筋膜的紧绷程度来消除膝关节疼痛。

2. 随之而来的疼痛和不适感

疼痛可能出现在髌骨的周围、髌骨与股骨之间、膝部内侧与外侧甚至腘窝（膝部后侧的凹陷）中，腘窝疼痛可进一步发展为腘窝囊肿。腘窝囊肿的形成过程为：腘窝处的筋膜粘连且肥大，使结缔组织无法运输滑液，最终导致滑液聚集并形成囊肿。

如果你没有足够的时间，可以只在患病一侧进行筋膜滚动按摩和做练习。当然，在两侧都进行练习能更好地改善你膝关节的整体状况，并且可以预防尚未出现症状的一侧患上关节炎。

3. 针对膝关节炎的筋膜滚动按摩

请对以下部位进行筋膜滚动按摩

你需要使用：小号按摩球，中号按摩棒。

❶请使用小号按摩球和中号按摩棒在该部位进行按摩。

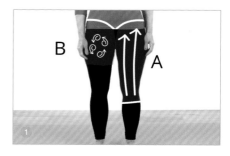

❷请使用小号按摩球和中号按摩棒在该部位进行按摩。

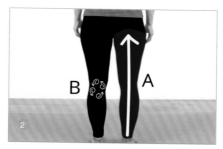

❸请使用中号按摩棒在该部位进行按摩。

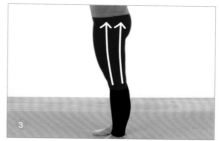

按摩方法

　　请你以图示姿势坐在垫子或地板上，一条腿屈曲，一条腿伸直，将中号按摩棒置于伸直的腿的跟腱下端，使其充分接触按摩棒。接着请你借助双手支撑的力量，利用身体重量进行按摩。从足跟开始按摩，并经过小腿、腘窝、大腿，再从坐骨按摩至臀肌（图❷A）。

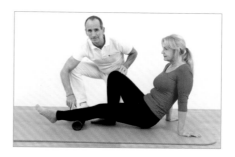

　　请你将小号按摩球放在腘窝下方，并对此处进行小幅度螺旋式按摩（图❷B）。

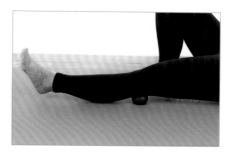

请你趴在垫子或地板上，将中号按摩棒置于膝部下方，并从腿部前侧按摩至髋关节处（图❶A）。

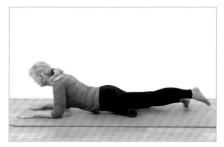

如果你无法支撑身体的重量，请用双手握住中号按摩棒对腿部前侧进行按摩。

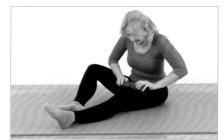

请你微微屈曲一侧腿，将中号按摩棒置于膝部内侧，并从腿部内侧自下而上按摩至胯下。

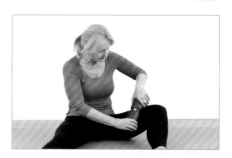

请你用双手抓住小号按摩球，并对大腿前侧和大腿内侧之间的部位进行按摩（图❶B）。该部位和髋关节下方通常对压力十分敏感。

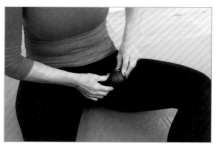

请你将中号按摩棒置于膝部外侧，并沿着腿部外侧从臀部按摩至髋骨（图 ❸ ）。该部位较为敏感，但也能因此产生较好的效果。如果你还无法支撑身体的重量，请你用双手握住按摩棒对腿部外侧进行按摩。

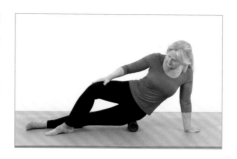

4. 针对膝关节炎的练习

大腿向前伸展

进行该练习时，你需要使用一条弹力带，也可用结实的毛巾或腰带代替。

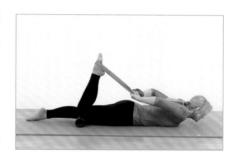

第一步

请你趴在地面上，将中号按摩棒或厚度合适的书本置于右膝下方。请你抬起右腿，用弹力带勾住脚背。请尽可能地将腹股沟贴近地面，并尽量将右脚朝臀部方向拉。该动作可能会使大腿、膝部以及背部感受到拉伸疼痛。

第二步

请将腿保持在当前位置，并逐渐使出最大力气试图将右腿伸直。在此过程中不应用力过大，以免使膝部的位置发生改变。最后缓慢地停止用力并放松。

第三步

请你将腹股沟紧贴在地面上，并再次尽可能地将右脚朝臀部的方向拉。在此过程中请务必将腹股沟贴紧地面。

腿部后伸

进行该练习时，你需要使用一条弹力带，也可用结实的毛巾或腰带代替。

第一步

请你挺胸坐在地面上，将右膝完全伸直，左腿自然屈曲。如果你的右脚跟无法完全着地，就请将小号按摩棒或是一本书放在脚跟下。请用弹力带从跗跖关节的位置勾住右脚。请双手抓住弹力带，尽可能地将右脚拉向自己，使小腿肚产生拉伸感。之后请你尽可能地将上身向前拉。在此过程中请保持脊柱直立。该动作可能会使腘窝、髋部或是腹股沟产生疼痛。

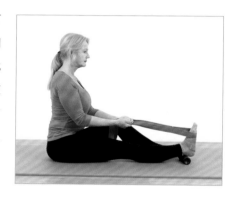

第二步

请你逐渐使出最大力气试图将脚的前端向前伸，并试图将身体向后上方移动，同时通过牵引弹力带将身体控制在原有位置。在此过程中不应用力过大，以免使上半身的位置发生改变。最后请你缓慢地停止用力并放松。

第三步

请你再次将右脚拉向自己，并尽可能地将上身向前拉，同时挺直背部。

小腿肚伸展

第一步

请你笔直地面对墙壁站立，双脚打开，与髋部同宽，脚尖朝前。请你将右脚向后挪动大约一步半的距离，同时绷直右膝。请务必使右脚与墙面成90度角，不要向外偏斜。接着请你尽可能地屈曲左膝，同时注意右脚跟不要抬离地面。在此过程中请务必完全绷直右膝。该动作通常会使小腿肚上方至腘窝处感受到拉伸疼痛。

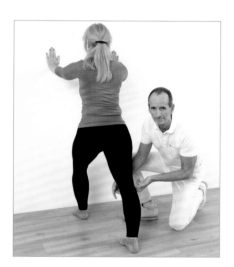

第二步

请你保持在当前位置，同时逐渐使出最大力气用右脚前脚掌向地面施压。在此过程中不应用力过大，以免使右脚跟离地。最后请缓慢地停止用力并放松。

第三步

请你再次尽可能地屈曲左膝，并使右脚跟紧贴地面。

膝部伸展

第一步

请你笔直地面对墙壁站立，双脚打开，与胯同宽，脚尖朝前。请务必使右脚与墙面成90度角，然后将左脚经右腿前方移动到右腿右侧，脚尖点地，同时小心地将身体向右转，双手扶住墙面。接着请你尽可能地将上身向右转动并保持30秒，尽量挺直腰背。在此过程中请不要转动右脚。该动作通常会使膝部、大腿或髋部感受到拉伸疼痛。

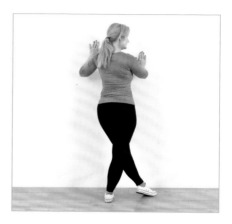

第二步

请你收回左脚，并尽可能地将上身向左转，同时带动身体一起转动。请你尽可能地将上身向左转动并保持30秒，尽量挺直腰背。在此过程中请不要转动右脚。该动作通常会使膝部、大腿或是髋部感受到拉伸疼痛。

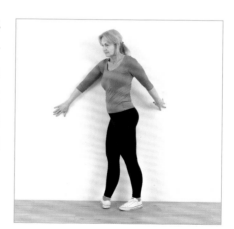

第三步

请你重复第一步和第二步两次。

踝关节炎

1. 踝关节炎的成因

踝关节的活动角度很大，正因为如此，人类才能适应各种不平整的地面。但如今，我们几乎只在完全平整的地面上跑步、行走或是站立。即使是走上坡或走下坡，也几乎都是在完全平整的路面上。长此以往，踝关节的活动角度得不到充分利用，脚踝受到的压力就会明显增大，这通常会导致跟腱发炎，从而引起踝关节疼痛。

踝关节软骨最常被使用的部分因受到过度挤压而产生磨损，而不常被使用的部分则会因为缺乏挤压而无法吸收充足的养分。因此，如果我们突然不小心踩在了不平整的地面上，韧带就会被过度拉伸甚至出现撕裂，在这种情况下，如果肌肉的控制能力和张力下降，那么就会使软骨进一步磨损。

2. 随之而来的疼痛和不适感

疼痛通常出现在踝关节周围或踝关节内部。如果跟腱受伤或有轻微的撕裂，也有可能产生疼痛。

如果你没有足够的时间，可以只在患病的一侧进行筋膜滚动按摩和做练习。当然，在两侧都进行练习能更好地改善你踝关节的整体状况，并且可以预防尚未出现症状的一侧患上关节炎。

3. 针对踝关节炎的筋膜滚动按摩

请对以下部位进行筋膜滚动按摩

你需要使用：小号按摩球，中号按摩棒。

❶请使用中号按摩棒在该部位进行按摩。

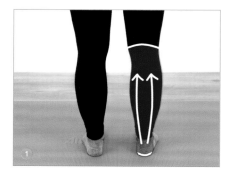

❷请使用中号按摩棒在该部位进行按摩。

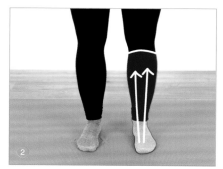

❸请使用小号按摩球在该部位进行按摩。

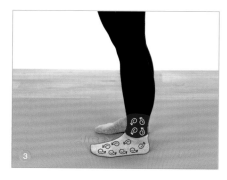

按摩方法

　　请你以图示姿势坐在垫子或地板上，一条腿屈曲，一条腿伸直，将中号按摩棒置于跟腱下端，使其充分接触按摩棒。接着请你借助双手支撑的力量，利用身体重量进行按摩。请你从脚跟开始按摩，经过小腿、腘窝，最后按摩至大腿处（图❶）。

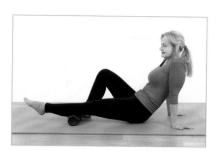

　　请你用双手抓住中号按摩棒，从脚背开始自下而上进行按摩，经过踝关节、胫骨，最后按摩至膝部（图❷）。

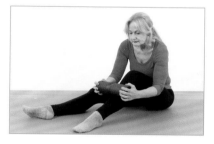

　　请你用双手抓住小号按摩球，并对脚背与脚踝处进行小幅度螺旋式按摩（图❸）。

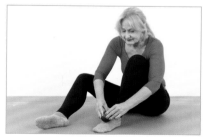

　　请你将小号按摩球放在脚下，对脚掌进行小幅度螺旋式按摩。

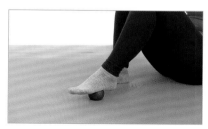

4. 针对踝关节炎的练习

小腿肚伸展

第一步

　　请你笔直地面对墙壁站立，双脚打开，与胯同宽，脚尖朝前。请你将右脚向后挪动大约一步半的距离，同时完全伸直右膝。请务必使右脚与墙面成90度角，不要向外偏斜。接着请尽可能地屈曲左膝，同时注意右脚跟不要抬离地面。在此过程中请务必完全绷直右膝。该动作通常会使小腿肚上方至腘窝处感受到拉伸疼痛。

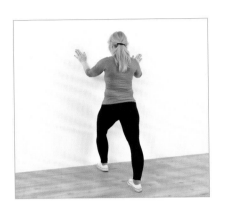

第二步

　　请你保持在当前位置，同时逐渐使出最大力气用右脚前脚掌向地面施压。在此过程中不应用力过大，以免使右脚跟离地。最后请缓慢地停止用力并放松。

第三步

　　请你再次尽可能地屈曲左膝，并使右脚跟紧贴地面。

屈腿小腿肚伸展

第一步

　　请你笔直地面对墙壁站立，双脚打开，与胯同宽，脚尖朝前。请你将右脚向后挪动大约一步半的距离，同时稍稍屈曲右膝。请务必使右脚与墙面成90度角，不要向外偏斜。右侧的大腿应当和身体保持在一条直线上。接着请你将左膝尽可能地屈曲，以进一步拉伸右侧踝关节，注意右脚跟不要抬离地面。该动作通常会使跟腱和足关节感受到拉伸疼痛。

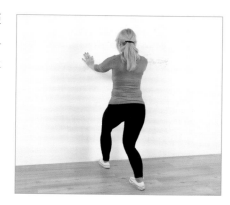

第二步

请你保持在当前位置，同时逐渐使出最大力气用右脚前脚掌向地面施压。在此过程中不应用力过大，以免使脚跟离地。最后请缓慢地停止用力并放松。

第三步

请你再次尽可能地屈曲左膝，以拉伸右侧踝关节，并使脚跟紧贴地面。

足部屈曲

第一步

请你挺胸坐在一把椅子上，将右腿放在左腿上，右膝稍稍抬起，尽可能地将右脚前脚掌向脚心方向压，使脚部和小腿成一条直线。该动作可能会使脚背、踝关节或胫骨感受到拉伸疼痛。

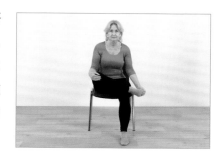

第二步

请将脚部保持在当前位置，并逐渐使出最大力气试图伸展右脚前脚掌。在此过程中不应用力过大，以免改变右脚的位置。最后请缓慢地停止用力并放松。

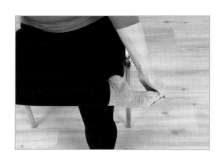

第三步

请你再次尽可能地将右脚前脚掌向脚心方向压。

足部屈曲变式练习

这个练习可以使左右脚的踝关节同时得到训练。如果你在进行前面的练习时遇到困难，如手臂和手掌不够有力，也可以通过这一变式练习来活动踝关节。

第一步

请你双膝跪地，脚背紧贴地面，尽可能地将臀部下沉。该动作可能会使脚背、踝关节或是胫骨感受到拉伸疼痛。图示动作为你最终应该达到的标准。

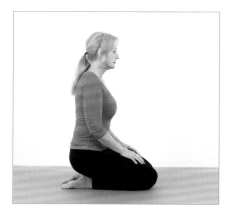

第二步

请你保持当前姿势，并逐渐使出最大力气将右脚前端压向地面，但不应用力过大，以免改变右脚的位置，不过由于你将全部体重都压在了双脚上，此种情况一般不会发生。最后请缓慢地停止用力并放松。

第三步

请你再次尽可能地将臀部向下沉。

脚拇指关节炎

1. 脚拇指关节炎的成因

当你在不平整的地面上行走时，请观察自己的脚部，你会发现，其实每根脚趾的运动方式都不同。但由于我们只有在家里才会赤脚行走，其余时间都穿着鞋子，所以这在一定程度上限制了脚趾的运动。而我们的脚趾本来是不能适应穿鞋行走的，正是因为这样，仰趾外翻足、扇形足、扁平足、脚部疼痛、脚趾关节炎（尤其是脚拇指关节炎）等问题才会如此常见。正如我们在本书中介绍的其他关节炎那样，我们只要使肌肉与筋膜的紧绷程度恢复正常就可以轻松地消除疼痛，从而阻止关节炎继续发展，并促使软骨再生。

2. 随之而来的疼痛和不适感

疼痛可能出现在脚拇指或整个足部，甚至有可能发展到极为严重的程度，使人无法行走，因为行走在很大程度上需要依靠脚拇指。

如果你没有足够的时间，可以只在患病的一侧进行筋膜滚动按摩和做练习。当然，在两侧都进行练习能更好地改善你脚拇指关节的整体状况，并且可以预防尚未出现症状的一侧患上关节炎。

3. 针对脚拇指关节炎的筋膜滚动按摩

请对以下部位进行筋膜滚动按摩

你需要使用：小号按摩球，小号按摩棒，中号按摩棒。

❶请使用小号按摩棒、中号
按摩棒和小号按摩球在该部位进
行按摩。

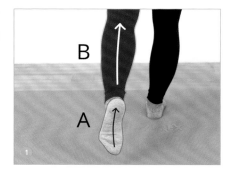

❷请使用中号按摩棒在该部
位进行按摩。

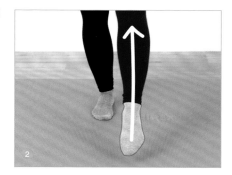

❸请使用小号按摩球在该部
位进行按摩。

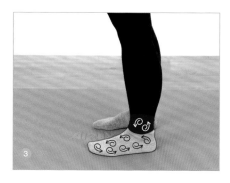

按摩方法

请你以图示姿势坐在垫子或地板上，一只腿屈曲，一只腿伸直，将小号按摩球置于弯曲的腿的脚底，并以小幅度螺旋式对脚底进行按摩。

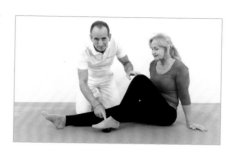

请你以图示姿势坐在垫子或地板上，用双手抓住小号按摩球，用按摩球充分按摩脚底，尤其是脚拇指内侧。

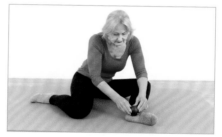

请你以图示姿势坐在垫子或地板上，将小号按摩棒置于脚底，从脚拇指处开始按摩，经过脚底直至脚跟。请你同时尽可能地屈曲膝部，以增强按摩效果（图❶A）。

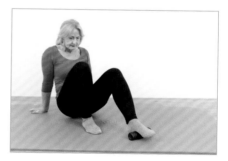

请你用双手抓住小号按摩球，按摩整个脚背（图❸），尤其要注意按摩脚拇指关节。

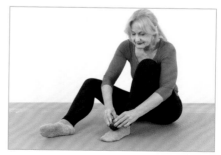

请你将脚跟放在中号按摩棒上，自下而上地按摩至腘窝处（图❶B）。

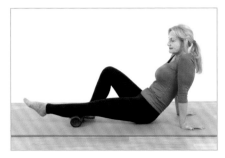

请你用双手抓住中号按摩棒并从脚趾按摩至膝部下方（图❷）。

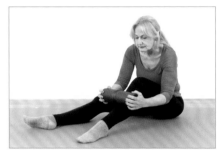

4. 针对脚拇指关节炎的练习

如果患关节炎的不是脚拇指而是其他脚趾，则请你在患病的脚趾处进行练习。

脚掌和脚趾屈曲

第一步

请你笔直地坐在一把椅子上，将右腿放在左腿上，右膝稍稍抬起。请你将右脚前端和脚拇指尽可能地向脚心方向压，使脚部和小腿成一条直线。该动作可能会使脚背和脚拇指感受到拉伸疼痛。

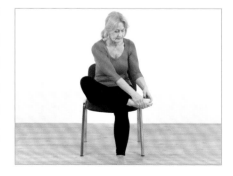

第二步

请你将脚掌和脚趾保持在当前位置，同时逐渐使出最大力气试图将右脚向上抬，同时试图伸展脚拇指。在此过程中不应用力过大，以免改变脚掌和脚趾的位置。最后请缓慢地停止用力并放松。

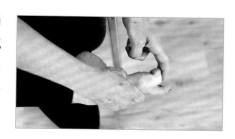

第三步

请你再次尽可能地将右脚前端和脚拇指逐渐向脚心方向压。

脚掌和脚趾伸展

第一步

请你笔直地坐在一把椅子上，将右腿放在左腿上，右膝稍稍抬起。请你将右脚前端和脚拇指尽可能地向脚背方向拉伸，使脚部和小腿成一条直线。该动作可能会使脚拇指和脚掌感受到拉伸疼痛。

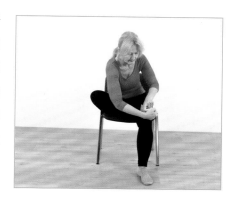

第二步

请你将脚掌和脚趾保持在当前位置，同时逐渐使出最大力气试图将右脚向下压，同时试图伸展脚拇指。在此过程中不应用力

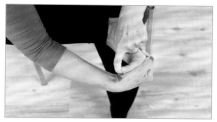

过大，以免改变脚掌和脚趾的位置。最后请缓慢地停止用力并放松。

第三步

　　请你再次尽可能地将右脚前端和脚拇指逐渐向脚背方向拉伸。

小腿肚及脚拇指伸展

第一步

　　请你笔直地面对墙壁站立，双脚打开，与胯同宽，脚尖朝前。请你将右脚向后挪动大约一步半的距离右脚，并将小号按摩棒或一本书置于右脚脚拇指之下，同时伸直右膝。请务必使右脚与墙面成90度角，不要向外偏斜。接着请尽可能地屈曲左膝，注意右脚跟不要抬离地面。在此过程中请务必完全绷直右膝。该动作通常会使脚拇指、小腿肚上方至腘窝处感受到拉伸疼痛。

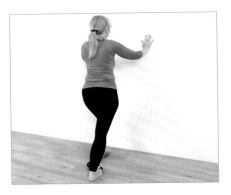

第二步

　　请你保持在当前位置，同时逐渐使出最大力气用右脚前端和脚拇指向按摩棒或书本施加压力。在此过程中不应用力过大，以免使右脚跟离地。最后请缓慢

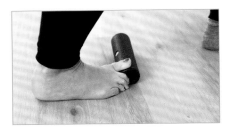

地停止用力并放松。

第三步

请你再次尽可能地屈曲左膝，并使右脚跟紧贴地面。

踝关节伸展与脚拇指屈曲

第一步

请双膝跪地，脚背紧贴地面。请你尽可能地将臀部向下沉，接着请你抓住脚拇指，并将其逐渐向脚心方向屈曲。该动作可能会使脚背、踝关节或是脚拇指感受到拉伸疼痛。图示动作为你最终应该达到的标准。

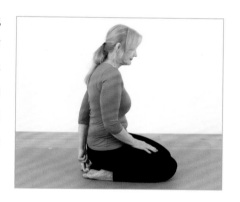

第二步

请你使脚掌和脚拇指保持当前姿势，并逐渐使出最大力气将右脚前端压向地面，同时使脚拇指抵住手指试图向脚背方向伸展。在此过程中不应用力过大，以免改变脚掌和脚拇指的位置。

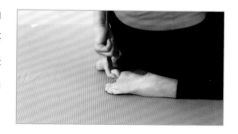

第三步

请你再次尽可能地将臀部向下沉，并继续屈曲脚拇指。

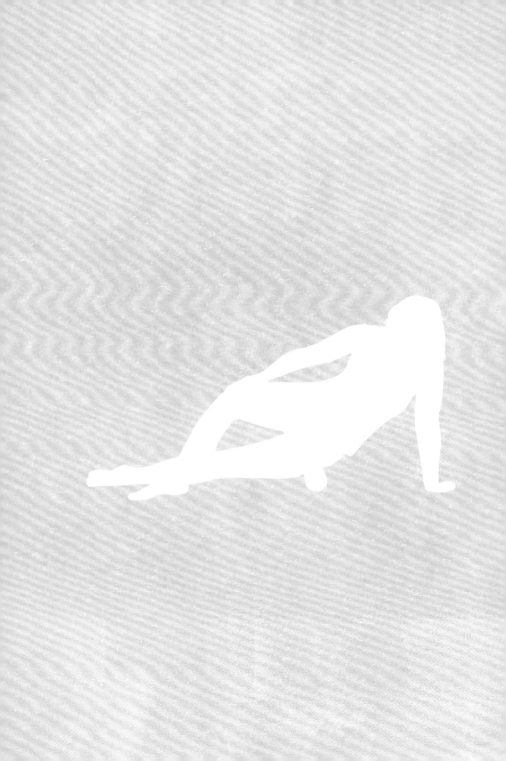

结　语

现在你应该知道要怎样才能消除疼痛、终止关节磨损并促使软骨再生了。但每个人的思考方式和身体状况都不同，我们所做的就是努力满足不同的需求。我们已经在这条路上付出了相当多的努力，以帮助尽可能多的人解决他们的关节炎和关节疼痛问题。

我们坚信，授人以鱼不如授人以渔。你最终不应该依赖任何人，而且这世界上也只有你能够彻底地解决自己的关节炎和关节疼痛问题——通过做按摩和练习的方式来解决。

尽管我们已经取得了一些成果，但我们也仅仅处于起步阶段，未来我们能够为你提供更多的帮助。欢迎你向我们提出各种建议，因为只有这样才能让我们不断取得进步，从而更好地满足你的期望。

在本书结束之际，让我们一起回顾一下本书要点：

（1）在运动时，关节软骨通过承压和放松来清除代谢废物并吸收营养。

（2）就当今人们的生活方式来看，只有5%~10%的关节活动角度得到了利用，因此，部分软骨会因为缺乏挤压而营养不良并退化。

（3）由于关节活动角度严重缺乏利用，再加上肌肉长期处于紧绷状态，筋膜的紧绷程度就会增高，筋膜会缩短且粘连。

（4）肌肉和筋膜因过度紧绷而逐渐增大的阻力会对关节软骨形成过大的压力，并导致其过度磨损。

（5）如果身体受到的损害超出了身体自我修复的能力，大脑就会发出警戒性疼痛的信号，以阻止我们继续进行错误的运动，避免关节过度磨损。

（6）警戒性疼痛使关节活动进一步受到限制，从而使更大一部分的软骨缺乏挤压并因此营养不良。

（7）软骨因此会受到严重的磨损，同时会因为营养不良而退化。

（8）由于上述影响，修复软骨的干细胞无法正常工作。

（9）这种恶性循环会逐渐地破坏掉整个关节，并持续引发疼痛。只有 L&B 疗法才能扭转这种局面。

（10）肌肉过度紧绷以及筋膜收缩和粘连的问题得到解决后，关节软骨承受的压力就会减小，疼痛也能尽快得到缓解。

（11）在疼痛逐渐减轻的同时，关节活动角度能得到显著的扩大，这使干细胞能够再次投入修复工作，因而软骨也能够获取营养并逐渐再生。

（12）如果关节磨损尚不严重，便可以在6~18个月内完成修复，但前提是要持续地进行练习，同时按书中的方法改善饮食。

致　谢

　　帮助过我们的人非常多，恕我们不能一一列出姓名。感谢他们，如果没有他们就不会有这本书。感谢所有的患者、所有 L&B 练习小组的人、所有参与疼痛课程培训的人以及所有参与筋膜滚动按摩课程的人。

　　感谢我们所有的治疗师、竭尽全力战斗在教学一线上的讲师以及位于巴特洪堡 L&B 疼痛研究中心的所有员工，有了他们，我们才能一直践行我们的理念。感谢在各个领域为我们提供服务的人，如果没有他们对无痛、健康的世界的追求，没有他们的专业知识和不懈的努力，我们便无法立足于关节康复领域并获得进一步的发展。

　　感谢所有来自筋膜、大脑和干细胞研究领域的研究人员，感谢他们一直坚持不懈地探索新的领域，凭借他们的知识我们才能对自己的研究有更深入的了解。

　　衷心感谢我们的儿子尤利安、罗兰的母亲鲁特、我们的朋友以及为我们提供反馈的练习者，有了他们的良言我们才能继续优化我们的服务和产品。

　　感谢戈尔德曼出版社的埃伦施皮尔（Ehrlenspiel）先生在合作中给予的信任，感谢施特歇勒（Stechele）女士友好细心的帮助，感谢编辑吉尔希·贝尔茨（Gillich-Beltz）女士的校稿工作，使本书的语言更加准确凝练。

我们最要感谢的是我们的另一个儿子拉乌尔——L&B疼痛研究中心的总经理，感谢他选择支持我们的事业，与我们一起让世界变得更好。另外，如果没有拉乌尔和我们最好的朋友彼得·赫恩德罗普（Peter Hoenderop）的大力支持，我们将无法取得成功。

最后，我们要再次感谢以上所有人，如果没有他们的支持，我们无法取得今天的成就。